AF346814

MÉMOIRES

DE PHYSIOLOGIE

ET DE

CHIRURGIE-PRATIQUE.

MÉMOIRES

DE PHYSIOLOGIE

ET DE

CHIRURGIE-PRATIQUE,

PAR A. SCARPA,

Professeur d'Anatomie et de Chirurgie Clinique
à l'Université de Pavie, etc. ;

ET PAR J.-B.-F. LÉVEILLÉ,

Docteur en Médecine de l'École de Paris, Membre de
plusieurs Sociétés Savantes.

I. *De Penitiori ossium structurâ Commentarius* (par Scarpa),
cum præfatione et notis pathologicis, ab *editore*.

II. Des Pieds-Bots et de la manière de corriger cette difformité
congénitale Par Scarpa.

III. Des Luxations du Fémur en devant. Par Léveillé.

IV. Considérations générales sur les Nécroses. Par Léveillé.

Avec 8 Planches gravées en taille douce.

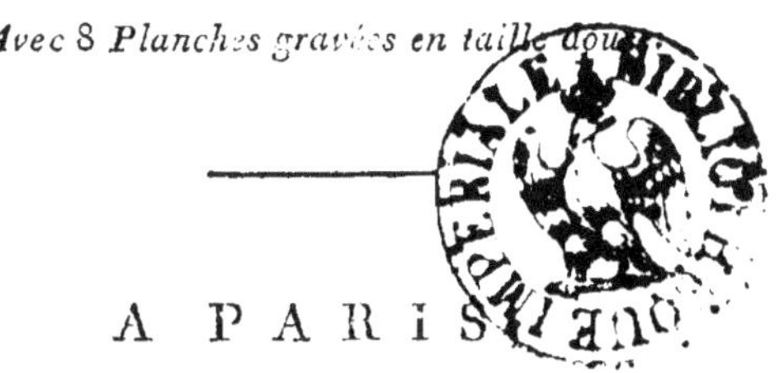

A PARIS,

Chez F. Buisson, Imp.-Lib., rue Hautefeuille, n°. 20.

An XIII. — Décembre 1804.

PRÆFATIO EDITORIS.

Ecce tertia Editio de penitiori Ossium Structurâ Commentarii, cujus Auctor de Anatomicis, Chirurgisque in Italiâ semper benè meruit. Hoc Opus præstantissimum, ne dicam aureum, Lipsiæ, anno 1799, primus typis mandavit Bibliopola HARTKNOCH; dein Papiæ, anno 1800, *Balthazarus* COMMINI, recudit. In Germaniâ et in Italiâ tantâ cum laude fuit celebratum ut, paucissimo temporis intervallo, à studentibus et à practicis experientissimis mox comparatum fuerit, atque nusquàm actù reperiatur. Apud nos quædam exemplaria admodùm rara introduxere paucissimi qui Medicinam, Chirurgiam et Anatomen feliciter in his regionibus exercuerunt. Quos inter amicissimum TOURDES, nunc in almâ argentorati medicinæ scholâ professorem nominabo. Neminem latet ejus intimitas cum professoribus SCARPA, SPALLAN-ZANI, VOLTA, etc. : unusquisque ejus aptitudinem in rebus physicis excolendis œstimare valet, et nemini mirum videbitur, quòd tantâ cum sollicitudine notitiam ex utilissimo professoris SCARPA labore excerptam publicaverit (1).

Nihilominùs hæc operis pretiosissimi summa in diario mansit sepulta tanquam productio ephemera. Nullus ex recentioribus auctor de illâ mentionem fecit, ita ut penitùs neglecta oblitave , hodiè censenda sit. Me fortunatum puto, quod hanc editionem curare potuerim, multaque jam laboris præmia fero, si meos conatus ne quisquam aversetur.

Audax profectò meum videbitur incæptum , quòd versionem gallicam non publicaverim , quòd meas etiam animadversiones latinè scripserim. Sed

---

(1) Journal de Littérature Médicale Etrangère, rédigé par *Sédillot*, jeune, Secrétaire-Général de la Société de Médecine de Paris.

unicuique veniam peto : Dictionem pu-
ram, elegantem , tempore CELSI dignis-
simam, tanquam exquisitissimæ latini-
tatis typum sedulò conservandam esse
judicavi ; meque juventutis medicinæ
studentis amiciorem prodeo , ut illam lin-
guæ latinæ cultorem non habeam. Jam
diù dictum fuit : latinitas est lingua doc-
torum : quare a scholis nostris nunc
exulatur ? Quare in suis prælectionibus
Academicis illam negligunt professores
nostri ? Hìc juvenum ignorantiam non
reprehendo ; instituti medici tantùm
imperfectionem accuso. Ego verò meas
annotationes latinè scripsi, quippè varias
dictiones inconcinnas habuissem, quin
me fugiat quam periculosum sit stylum
unius cum alterius stylo conferre. Attamen de meo proposito non destiti ; atque
lectorum indulgentiæ me commendo et
lubenter confido.

Perutilis hic Commentarius, sub du-
plici physiologiæ et pathologiæ respectu
legi meretur, utpotè quidquid hactenùs

in utraque parte excogitatum, inventum,
fictumque penitùs evertat destruatque.

Jàm dudùm omnes de structurâ
ossium organicâ theorias subventerat
HALLERUS; jàm lamellas superpositas,
atque fibras parallelas aut divaricatas
non ampliùs admittebat ; primusque
censendus est apparatum reticularem
detexisse , ut in minutâ experimento-
rum relatione videre est. Sed non erat
hìc scopus ad quem tendebat, itâ ut
maximi momenti materiem tantum modo per transennam tetigerit. Hoc unicum sibi proposuerat: nempè ut, contrà
DUHAMELIUM et alios, periosteum neque ad ossificationem primariam , neque
ad callum conficiendum pertinere; solam verò impulsionis arteriarum vim
hoc Opus mirabile exequi, commonstraret. Hodiè fatendum est multis syste-
matibus aliud non minùs rude mecani-
cumque super struxisse HALLERUM.
Non miremur ergò quòd, his tempori-
bus, apud physiologos, opiniones hal-

lerianas nullus profiteatur ; nam necessariò ità evenit, quotiès naturam ingenium compescit; et illam pro nutu dirigere contendimus.

Modum ossificationis HALLERUS, præsertim inquirebat ; dùm professor SCARPA, hujusce ossificationis productum attento animo exploravit, nihilque aliud optavit ardentiùs, quam ut analysis et synthesis ope veram penitioris ossium texturæ naturam agnosceret, ac experimentis confirmaret quàm absurdum esset in uno et eodem osse diversam admittere, compactam quæ lamellis aut fibris, spongiosam vel reticularem quæ areolis vel cellulis constaret. Jam diù mente conceperat, post scripta MALPIGHI, et HALLERI, idem esse de ossium diaphysis ac extremitatum structurâ. Hæc verò præsumptio demonstratione carebat quæ illustrissimo professori statuenda data fuit. Ex innumeris disquisitionibus analyticis et syntheticis, omni modo probatur parenchyma cellulosum, reticulare, vasculare, basim ossium constituere atque organum esse in quo immediatè secernuntur phosphas calcareum, et aliæ partes salinæ quæ illa solidescunt. Ex hocce labore concludendum est penitiorem ossium structuram eamdem esse ac illa quæ musculos, nervos, parenchyma glandularum constituit; solamque differentiam in assimilationis, secretionisque ratione, nec non in functionibus cuique organo propriis ponendam esse.

Omnes experientias cum curâ tentavi atque assertiones auctorisfide dignissimas agnovi: immò addam huncce meum laborem penitùs eruisse systema quod ipse adoptaveram, tanquam ingeniosissimum, naturæ non nimis contrarium atque objectiones etiam speciosissimas apprimè resolvens. Attamen mihi supererant dubia, quando de halleriana opinione mecum agitabam. Verum enim verò vasa sanguinea, arteriæ, organum ossificans habitæ; hic cellularis appara-

tus et reticularis in centro primæ ossificationis detectus perfectè consonabant ,
et me de vero naturæ processu persua-
dere videbantur; sed cum demonstratio
penes me non erat, cum DUHAMELIO
consentiebam. Hodiè res non sic se habet.
Etenim HALLERUS veram synthesim
operavit, et cum in arteriis solum organum ossificans inquirebat , textum
osseum reticulatum furtim detexit; de
illo non aliam fecit mentionem , quippè
totus erat ad arterias capillares pro ossificatione stabiliendas, ut DUHAMELII
fautoribus, factis étiam contradiceret. Ergò quoad primam laboris partem nihil
desiderabatur ex HALLERO; sed quoad
analysim , conjecturæ omnes veritati
locum cesserunt, et professor SCARPA
structuram cellularem, reticularem, so-
litâ cum sagacitate , primus confirmavit.

Nunc inter leges physiologicas, hæc
est numeranda: *Ossa particulis terreis
destituta, in parenchymate gelatinoso,
cellulari, reticulari, nec non vascu-*

lari sistunt. Post hæc unus quisque percipiet facilè quantùm sibi consentiant HALLERUS et SCARPA. Ab anno 1799, mirum est quod nullus physiologus mentionem fecerit de hoc opere quod nunc in publicum prodeo. Inter præstantissimos, liceat mihi Xaverium BICHAT evocare. Eximius hic anatomicus et physiologus texturam fibrosam in ossium diaphysibus, extremitatibusque, nec non in omnibus ossibus spongiosis generatim admittebat. Sanè hìc similitudo organisationis proponitur ubiquè, uniformitas adest in naturæ processibus : attamen SCARPA cum BICHAT maximè dissentit : nam uterque opiniones absolutè contrarias emittit. Reipsâ, fibrosa ossium structura cum reticulari, cellulari, nihil habet commune et unumquemque illustrissimi BICHAT sententiæ se confisurum existimo, nisi nuperrimæ professoris SCARPA observationes hanc materiem hactenùs multis difficultatibus stipatam planè delucidarent.

(9)

Ea est, ait Xav. BICHAT, intima fibrarum juxtà positio, ut quosdam tantùm poros inter se foràs emittant : hi pori nudo oculo sæpè vix conspicui, sed vitrorum ope sensibiliter majores facti, succum medullarem et vascula quàm plurima excipiunt. In rachitide, hæc densitas effugit et periostei sub cortice solitò crassiori, in mediâ ossium longorum parte, animadvertitur textus osseus, tanquam areolaris, omni modo flexilis, innumeris constans cellulis quæ substantiæ compactæ locum tenent. En analysis spontanea, quæ omnem fibrarum ideam longè rejicit. Attamen Xav. BICHAT ità tale phœnomenon commentatur. Hæc textus compacti in cellulosum commutatio minùs absorptioni phosphatis calcarei, quam fibrarum extensioni tribuenda est, et ex earum divaricatione, spatiola priùs non existentia nascuntur aut excavantur ; indè, in diaphysi ossium longorum rachitide affectâ hæc moles stupenda quàm multotiès observavit.

(10)

Ex dictis, mihi palàm est , BICHAT
veram ossium naturam agnovisse, sed
systemati fibroso nimis se confidisse :
nec ulli dubium esse debet quin cum
professore SCARPA omninò consentiens
fuisset, si hæc ultima analysis minutis-
simæ producta sese ipsius oculis obtu-
lissent. Nihilominùs hæc Xav. BICHAT
dicta nullo modo prætermittenda sunt ,
nam planè confirmant doctrinam quam ,
merito jure , stabiliendam judicamus.
Nunc ad clarissimi RICHERAND scripta
physiologica deveniamus. Noster eximius
auctor, in paucis, totam de verâ ossium
structurâ doctrinam exposuit ; nec, sine
admiratione, sequentia leguntur. Ossa
defraudata omni parte salino terreâ quæ
ipsorum consistentiam creat , mollescunt, nec non tenera, flexiliaque depre-
henduntur ; cartilaginem simulant quem
et longa maceratio tandem solvit, quique in textum cellularem partibus aliis
omnibus communem prorsùs degenerat.
Ergò , prosequitur RICHERAND, ossa

parenchymatibus cellulosis constant , quorum areolæ materiam salino crystallisatam continent. Tot sunt organa secretoria quæ a sanguine separant phosphas illud calcareum quo , vi certâ inhærenti , suoque textu propriâ, firmiter incrustantur. En tota de penitiori ossium structura , ab omni physiologo in posterùm doctrina profitenda.

Si parenchyma Ossium reticulare et cellulare materiam salino-terream a sanguine secernat; si, proprietate quâdam ipsi inhærenti , phosphate calcareo incrustetur et induretur , eadem ratione idem evolvi, atque augeri profectò admittendum est. Nihil igitur incongruum magis quàm has functiones periosteo attribuere ; nam fibrosum est periosteum, dum ossa cellularia et reticularia reperiuntur; et corpus fibrosum debere aliud sibi simile producere nullus diffitebitur. Ex hac solâ observatione patet evidenter ossificationi periosteum nihil prodesse. Attamen non desunt phy-

siologi qui non ità sentiunt. Xav. BI-
CHAT periosteum tanquàm nutritio-
nis parenchyma subsidiarium habebat,
phosphas calcareum ab osse morboso re-
cusatum semper excipiens. Nemini dubium est, ait professor ille, quin laminæ
periostei profundiores successivè osses-
cant, et sic paulatim ad augendam ossium crassitiem , requisitâ longitudine
comparatâ , conferant. Observationes
hanc propositionem nullæ confirmant.
Immò animadvertam, non sine ratione,
puto , autorem secum nullo modo con-
sentire. Reverà , ossificatio laminarum
periostei, texturam ossium lamellatam
supponit : è contrà illam fibrosam reperimus: et in rachiticis reticulari cellula-
rique indole conspicua detecta fuit. Ergò
autoris ingenium erravit sive de periostei functionibus, sive de ossium structurâ disseruerit. Adde quod manifestiùs
a se ipso Xav. BICHAT dissentierit, cum
in eâdem libri paginâ, periosteum ossificationi conveniens, atque ossificationi
prorsùs alienum exhibuerit.

Pro clarissimo RICHERAND, adhuc sub judice lis esse videtur. Forsàn, ait, ut vegetabilium cortex, laminis profundioribus durescentibus, periosteum voluminis ossium incremento confert? Anceps hærere, nec opinionum commentis se vagus committere, sat melius est.

Ossium textura penitùs detectâ, tunc inter hæc organa et partes molles paritas existit; iisdem morbis et eodem modo afficiuntur. Fractura simplex per primam intentionem, ut simplex mollium partium divisio consolidatur. Escharra cutis non differt à parte ossis denudatâ, et in utroque casu, modus separationis cujuscumque mortui non absimilis deprehenditur. Ulcus sordidum cutis in partibus subjacentibus longè serpens, ossium parenchyma æquè contingit. Uno verbo, hæ partes corporis nostri solidæ iisdem morbis ac quidquid os non est laborant; iisdemque curationibus indigent. En sub pathologiæ respectu cui bono esse

potest Commentarius ille. Ossium mor-
borum theoriæ modum ponit et certò
indicat quàm parvi valeant hactenùs de
hoc proposito physiologorum ficta in-
ventaque, ne exceptâ quidem necrosis
theoriâ, de qua mentionem sum tantùm
modo facturus.

Superiùs, quando de periostei utili-
tate agitabam, hanc membranam ossium
genesi nihil prodesse luculenter com-
monstravi : nunc illius in necrosi ossificationem negabo; et contrà autoritates
clarissimorum virorum Xav. BICHAT,
CHAUSSIER, RICHERAND, nullum os
novum produci contendam.

De necrosis theoriâ sic habet RICHE-
RAND : fibræ nervosæ et vasculares quæ
ossium substantiam penetrant , commercium sympathiæ intimum periosteum inter et membranam medullarem
constituunt, ità ut, membranâ medullari
dilaceratâ , ope styli intùs immissi,
periosteum, TROJA primo experto, ab
osse quod cooperit divellatur ; phos-

phas calcareum in hujusce ossis textu ab innumeris vasorum ramificationibus olim depositum sibi vindicet; hoc sale incrustetur, indè in novum os convertatur quod primum incarcerat, quodque, et si minùs regulare, iisdem proprietatibus gaudet. Os exsuccum, morte percussum, dessicatum et isolatum in hacce necrosi arte provocatâ, in hujus productionis centro movetur, et terebratione priùs adhibitâ, haud ægrè extrahitur. En tota necrosis doctrina eò minùs admittenda quà fulcimento minimè stabili incumbat. Enim verò, ut ulteriùs annotavi, membranæ medullaris destructio non in causâ est cur ab osse periosteum divellatur. È contrà in aperto est, partem ossis periosteo inhærentem usquè ad certam altitudinem vitâ gaudere, atque verâ inflammatione corripi donec separetur a parte mortuâ quæ spontè discedit, aut arte extrahitur.

Immò in validis ossium contusionibus, sanguis paucus aut multus inter os

et periosteum effunditur, quin posteà,
etiàm quandò exfoliatio fit necessaria ,
novum os animadvertatur. In graviori-
bus fracturis , sæpè sæpiùs evenit ut
fragmenta longo tractu periosteo denu-
dentur et nullam , propter hanc causam, necrosim inarceratam , ac proindè
nullam ossificationem novam observavi.
Enim verò, unusquisque sibi persuadeat
nullum ossis mortui fragmentum in alio
inclusum reperiri , nisi paries medullaris morbo priùs laboraverit; simplicem-
que ossis deundationem idem phæno-
menon haud offerre , quod evidenter,
constanterque accideret, si periosteum
ossesceret. Undè inferendum esse puto,
ossis denudationem, a lesione membranæ medullaris, numquàm pendere,
nec periostei ossificationem provocare.
Quidquid igitur de necrosis theoriâ hactenùs dictum , scriptumve , tanquàm
falsum, incongruum, nullaque ratione
cum experientiâ consentaneum , nunc
hodiè agnoscatur.

Ex

Ex experimentis celeberrimi professoris CHAUSSIER, malè concluditur
periosteum , et os novum procreare , et
succorum illius nutritioni inservientium
distributioni prospicere , illamque dirigere. Nam, eò quòd in loco priùs de-
nudato, vegetationibus plùs aut minùs
asperis rugosisque deturpatum os cer-
natur , in periosteo avulso causa non est
inquirenda; nihil inæquali succorum distributioni est assignandum. Vis vitalis ossi
sano propria hanc sola mutationem affert et determinat; et quisquis de genuino
naturæ processu in exfoliationibus ope-
randis rectè fuerit informatus, plusquàm
justò has difformitates non estimabit ,
nihil periosteo concedet; totum vero à
fluxione locali parenchymatis ossei pendere , seriâ mente confitebitur.

Libenter ex illis sciscitarer qui meæ
contrariam amplectuntur opinionem ,
num periostei separatio simplex , huic
ossium luxuriationi semper necessaria
sit; an in circonstantiis quàm plurimis,

periosteo illæso , tales deformitates ve-
getationesque nunquàm observaverint?
Nullus , meâ sententiâ, sic in utroque
casu sæpissimè evenire negabit. Atqui si,
periosteum dissectum adsit, vel non, experientiâ innotuerit has vegetationes ossibus additas vel super impositas non rarò
reperiri, ex his factis colligere est hanc
membranam distributioni succorum pro
ossium nutritione præparatorum non
inservire , nec illam moderare. Immò
innumera leguntur exempla vulnerum ,
dissolutione putridâ periostei, et ossium
perextensâ denudatione complicato-
rum , in quibus , exfoliatione omni peractâ, os superficie irregulari, informi ,
taberculatâ , cicatrice stabili copertum
continuò remansit. Hìc periosteo sanè
nihil tribuetur , quippè priùs ipsum
regeneratione indigebat : indè iterùm
concludo ad ossificationem periosteum
non conferre.

Experientiâ sequenti ab illustrissimo
CHAUSSIER tentatâ , nititur tanquàm

anchorâ sacrâ Cl. RICHERAND, quò
veri periostei usus, nemine recusante,
elucidentur. In eo sistit ut ab omni co-
hæsione sit utrobique libera hæc membrana et ex illâ os totum extrahatur,
quòd difficillimum est, ne dicam im-
possibile. Attamen hanc crudelem operationem ritè peractam admitto; tunc
non tantùm totius ossis, sed etiam por-
tiunculæ regenerationem negabo. Forsan audaciæ aut saltem te meritatis in-
consideratissimæ plenus judicabor; in
hoc casu, ad practicam generalem et
ad meam propriam omnis culpa trans-
ferenda est. Etenim in fracturis com-
minutis, fragmenta extrahuntur quin
minimum periostei deprehendatur; hæc
membrana solùm dilaceratur et sine
ullâ deperditione in plagâ remanet. Me-
thodicæ curationis ope consolidatio ob-
tinetur et cicatrix profunda, tenuis,
difficilis, tandem comparatur. Certè res
ità non se haberet, si periosteum ossesceret; nempè os tumidum, superficie

rugosâ et asperâ , remaneret nec un-
quàm excavatio ulla , in cicatricis loco
superesset. Si portionem sat longam totius ossis cylindrici avulsam supposue-
rimus, periosteo tantùm dissecto , vel
dilacerato superstite , huic infortunio
callus sanè remedium afferet, dùm modò substantiæ deperditio nimia ultrà
modum non excedat ; nam maximum
inter fragmenta spatium, impedimento
est quò minùs consolidentur; quod profectò non animadverteretur si periosteum ossis restaurationi quam paucissi-
mè inserviret.

Nihilominùs, invitâ hacce inter fragmenta enormi distantiâ, aliquotiès consolidatio operatur. Tunc membrum re-
trahitur vel non. In primò casu, retractio
membri deducenda est ab effectu pe-
renni musculorum contractilitatis quâ
eorum tendines , versus originem semper reducuntur. Indè fit ut fragmentorum superficies respectivæ plus aut
minùs exactè sensim approximentur ,

dein perfectiùs , quandò parenchyma cellulosum expanditur ampliùs : tunc callum fieri necesse est. Post curationem, claudicatio progressiove imperfecta supersunt. Et , si periosteum novum os efformaret, membrum sanè æquè longum ac anteà absque ullà deformitate maneret. In posteriori casu , quamvis maxima substantiæ deperditio adsit , callus absque ullo maximi momenti incommodo sæpè succedit. Ex hoc eventu sat fortunato, de periostei ossificatione malè concluderetur; nam , ex adverso , sibi occurrunt tractus ossis, evolutionis stupendæ capaces, qui necessaria callo stabiliendo suppeditant. Ægri sanatio lenta tardè expectatur, et longo temporis intervallo eget fractura ut consolidetur. Omni curatione peractâ , callus superficie cavâ , rugosâ , inæquali conspicitur. Talis ne foret, quæso, si substantiæ deperditioni novum os periosteum adderet ?

Hìc præfationis meæ metam pono :

sat mihi sit, quidquid utile exhibeat hoc professoris SCARPA opusculum, planè elucidavisse. Sub physiologiæ vel pathologiæ respectu, stabilivi, puto, veram necrosis theoriam, nec non periostei usus naturales restrinxi; nihilque mihi quam lectoribus meis aliquid gratum obtulisse, antiquiùs est.

DE

PENITIORI OSSIUM STRUCTURA

COMMENTARIUS.

———

QUAMVIS de tota humani corporis fabrica ea pars, quæ ad ossa pertinet, longo jam tempore diligenter exculta, præclare nunc cognita, et numeris omnibus absoluta videatur ; quod et disertos, diligenterque conscriptos habemus humanorum ossium tractatus, et nitidissimas ossium humani corporis tabulas *ad vivum*, ut aiunt, delineatas ; frequentesque sint anatomicæ disciplinæ doctores, qui propter ingentem minutiarum copiam, quæ paulatim in ossium descriptionibus invectæ sunt, sex integros menses impendunt, ut coram auditoribus suis exiguas quasque ossium asperitates, et foveolas, et spiracula in singulis ossibus proponant, persequanturque : nihilo tamen secius haud immerito, et sine cavillationis, aut arrogantiæ nota sciscitari aliquem adhuc posse censeo, *quænam sit penitior ossium*

fabrica. Enim vero rejectis ultro , ablegatis-
que hypothesibus , quas *de ossium corruga-
tis laminis , deque quadruplici ordine cla-
vicularum laminas easdem sonjungentium*
GAGLIARDUS commentus est , tum et iis, quas
*de spiraculis succo pingui in ossibus ve-
hendo* destinatis HAVERSIUS vulgavit , haud
sanè meliora , utilioraque , meo quidem judicio , de ossium intimiore fabrica docent neo-
terici , quoties uno ore , quasi rem præclare
notam ac penitus exploratam renunciarent ,
tradunt *ossa ex fibris , laminis , tabulatisve,
alterum supra alterum structis coagmentata
esse ,* vel ità simul nexis, copulatisque , *ut
stratum unum in alterum interseratur* (1) ;
tum vero quoties fibras in ossibus cylindricis
secundum longitudinem porrectas comme-
morant , in complanatis autem ossibus a centro ad peripheriam ductas ; atque demum ex
majore , aut minore laminarum , vel tabulatorum numero , et altitudine , majorem , vel
minorem ossium densitatem , ac robur pendere commonefaciunt. Neque porro et ii
naturam , ac rei veritatem satis consuluisse
videntur, qui vulgatam de intimiore ossium

---

(1) REICHEL. Dissert. *de ossium ortu atque structurâ.*

fabrica sententiam , ut amplius confirment , atque tueantur, ossa calcinata , quæ in bracteas et tabulata sponte secedunt, in medium producunt, et chirurgorum afferunt testimonia, qui cariem à sano osse per laminas bracteasque abscedere ferme quotidiè oculis usurpant, accuratissimarum observationum , et administrationum anatomicarum loco, rerum species et fallacias sectantes.

Sanè quilibet harum rerum studiosus, posthabita scholarum auctoritate et partium studio, voluerit modo , haud quidem penitiorem durissimi ossium corticis substantiam , quæ exquisitam quamdam investigandi rationem requirit, sed externam duntaxat ossium superficiem, in junioribus præsertim subjectis, attente intueri, nullus dubito quin è vestigio cognoscat confidenter nimis , ne dicam perfunctorie, traditum hactenùs fuisse ab anatomicis *fibras* adesse in ossibus , easdemque in *cylindricis* secundum longitudinem, in *complanatis* vero ossibus a centro ad peripheriam porrectas reperiri; minimeque idem sedulus observator ambiget id omne, quod *fibrosum* in ossibus dicitur , nihil aliud esse, quam speciem rerum et fallaciam ; easque breves lineolas , quas perperam *fibras* appellant,

tantillo emenso spatio, brevissimis aliis ejusdem generis tractubus sub diversis augulis
copulari, qui porro tractus propter succes-
sivam eorum appositionem minùs advertentibus facile imponunt, quasi filamenta essent
à summo ad imum os continuata. Optimis
autem adhibitis perspicillis unusquisque facile
dignoscet eos tractus *ramosos* esse (1) et ad
angulos plus minùs acutos concurrere cum
proximis, et cum iisdem varia et multiplici
ratione implicatos (2) *reticulatum quoddam
opus* conficere, latè conspiciendum per universam ossium snperficiem, sivè **cylindrica**
ea sint, sivè lata et complanata.

Et quatenùs ad laminas, et tabulata in
ossibus alia aliis superstructa, quisque harum
rerum idoneus æstimator facilè intelliget,
atque fatebitur, *calcinationem* rudem nimis

---

(1) Id ipsum olim adverterat Malpighius. *Anat.
Plant.* « Hæc filamenta, ajebat, non omnino sibi
parallella sunt, et hinc indè breves appendices pro-
munt filamentosas, quibus invicem colligata *rete*
efformant, parum a *libri* natura distans, cujus potio-
res aræ, et tota fibrarum compages exsudante osseo
succo repletur et tumet. »

(2) Albinus. *Icones ossium fœtus.* Tab. I. *Fila in se
mutuo fusa* describit. Fig. II.

processum esse , ut ex eo tuto liceat anatomicis deducere , ossa secundum naturam ex
pluribus stratis , laminisve sibimet superim-
positis coalescere. Nam durissima quamvis
hæc animalium organa cum non utrobique
tamen per totam ipsorum intimiorem substantiam ejusdem sint densitatis , eademque
cohæsionis vi in singulas ipsorum partes
firmata , ignis actione compenetrata , atque
divulsa , inæqualiter laxentur, atque in plura
strata abscedant necesse est, tametsi id genus divisionis , structuræque à naturali ossium conformatione longe sit alienissimum.
Neque rursùs , proptereà quia in vivis caries
per bracteas à sano osse excutitur, ideò asserere anatomicis licet , ossa secundum naturam
pluribus tabulatis sibimet ex ordine superim-
positis instructa esse ; quandoquidem mollis-
simarum partium , et organorum humani
corporis , et cutis nominatim gangrænosa
crusta per laminas , et strata à suppositis
sanis partibus abscedit , tametsi nihil magis
de tota humani corporis fabrica certum sit ,
quam cutis substantiam , atque texturam a
tabulatorum superstructione quam longissime
discrepare.

Sed non externam modo ossium superficiem. quod sub oculis uniuscujusque facilè cadit, sed etiam maximam partem totius osseae naturæ *reticulatam*, vel *cellulosam* esse prænuntio, atque affirmo. Quod ipsum ut ostendam non magnum sanè mihi onus impono. Satis enim est ut omnia et singula quæque humani corporis ossa bifariam divisa, quemadmodùm olim CHESELDENIUS (1), et ego quotannis inter tradendam anatomen, coram auditoribus meis facere soleo, in medium proferam. Quandoquidem per simplicem hanc totius humani sceleti administrationem, uno, ut ita dicam, oculi obtutu, cuique, minùs etiam in anatomicis versato, palam est, maximam, subducta ratione, ossium partem *reticulatam*, seu *cellulosam* esse; minimam in iisdem ossibus superesse, quæ dura est, concreta, ac lapidea, quæque corticis adinstar *reticulatam*, sivè cellulosam extus obducit, atque complectitur. Sanè exigua est ratio, atque proportio corticis ad spongiam lati ossis scapularum, et coxendicum; minima in corporibus vertebrarum, atque tota spinæ columna, quibus in ossibus magna spongiosæ substantiæ vis tenui dumtaxat ossea crusta

---

(1) *Osteography.*

extùs coercetur. Maxilla inferior, et clavicula, et sternum multo magis , atque costæ ossa sunt maximam partem spongiosa. Ad hæc, in ossibus carpi , et metacarpi , et hisce similibus , quæ in pede sunt , digitorumque internodiis spongiosa, gossypiacea, cellulosa textura tantopere exterioris crustæ tenuitatem amplitudine excedit , ut si quis ossa manus pedisque *spongiosa* diceret , id sanè non immerito faceret. Et quatenùs ad reliqua artuum ossa , vulgo etiam hominum nota res est , mediam quidem cylindricorum ossium partem , humeri nimirum , radii , ulnæ , femoris, tibiæ, fibulæ, et præduram valde esse et maxime firmam , eamdem vero quo sensim magis ad memoratorum ossium extremitates accedit, paulatim laxari, inque ipsis extremitatibus in levia, et spongiosa tubera, tenui extùs obtegente ossea pagina, vehementer intumescere. Neque porro in ossibus modo totius sceleti, sed et in iis cartilaginibus, quæ sero quidem, aliquando tamen ossescunt, quemadmodùm sunt costarum, et laryngis cartilagines, per medium secundum longitudinem diffissis, eadem fere ac in ossibus conspicienda occurrit exigua ratio, atque proportio, quam externa compacta ipsarum cartilaginum crusta ad intimam earumdem gerit *reticulatam alveolarem* substantiam.

Tota idcircò controversia circà penitiorem ossium fabricam, si quid judico, eo redit, non quidem, utrum generatim ossa maximam partem *cellulosæ* fabricæ sint, an secus; nam primum illud, serra tantum ducta per singula quæque humani corporis ossa satis unicuique in comperto esse potest; sed num durus quoque, ac ferme lapideus ossium paries, et compacta horum organorum extima crusta æque ac intima ossium substantia *cellulosam* texturam obtinuerint. Cui quidem quæstioni, ut accurate quantum in me esset satisfacerem, optimum duxi syntheticam primum, dein analyticam investigandi methodum inire. Nimirum primo loco ossium texturam in ipsis animalium primordiis rimari cœpi, ubi primum videlicet cartilagines vertere se in os incipiunt, primaque futuri ossis rudimenta semel apparent. Nam veritati consonum videbatur forè, ut naturam in moliendo ossificationis opere intentam quadantenus occupando, quæ principiorum in construendis ossibus dispositio, et penitioris horum organorum fabricæ ratio esset plane aperteque appareret. Deinceps durissima adulti hominis

ossa terreis particulis de industria spoliata
ad primordialem habitum mollitudinem ac
pelluciditatem redegi, ratus fore, quod aus-
picato contigit, ut in his ossibus perfectam
quamvis maturitatem adeptis, eumdem liceret
penitioris texturæ ordinem atque rationem,
quam in embryone obtinuerant ostenderant-
que, introspicere. HALLERI idcircò Cl. expe-
rimenta de ossium pulli gradatim in ovo
subnascentis formatione iteravi, quorum
præcipua, omninò, ut in meis adversariis
reperio, subjiciam.

D I E V I I I.

Ab Incubatione.

Femur, ac tibia rite corformata, sed cartilaginea tota, flexilia, pellucida, in quibus,
vel acutissimis adhibitis vitris, non licet
quicquam dissimile introspicere. Exsiccata
in substantiam gummi similem abierunt.

D I E I X.

Circà medium femoris ac tibiæ cartilagineæ flavedo incipit apparere. Cartilago ibidem aliquantulum *rugosa, et crispata* fit,
cætera levis et pellucida.

D I E X.

Multo magis quam pridiè femur, ac tibia in medio *flava et rugosa. Eæ rugæ* acutis vitris magnitudine auctæ elegantissimum exhibent *reticulatum opus*, tractubus ad angulos acutos mutuo concurrentibus, quod porro *reticulum* cartilagineum adhuc et flexile est, neque à reliqua futuri ossis cartilagine nisi opacitate, flavedine, et asperitate quadam discrepat.

D I E X I.

In medietate femoris ac tibiæ *rugositas, seu reticulatum opus* rigescere incipit. Exsiccatum utrumque in medio se sustinet, dùm reliqua femoris, ac tibiæ cartilago collabitur, et in substantiam gummi similem corripitur. Quidquid in medio se sustinet *crusta ossea est, rugosa, reticulata*, quæ tantulum modo in ipsius medio crassior est, quam in extremitatibus. Prætereà circà inferiorem partem femoris, ac tibiæ *macula rubra* incipit apparere, quæ arteriæ nutriciæ *inferioris* sedem indicat.

D I E X I I.

Circà medium tibiæ *reticulatum opus*, seu *primæva ossificatio*, duobus, punctis rubris superiore

superiore uno, inferiore altero, terminata
est. Nempè et *superior arteria nutricia* os-
tendere se incipit. Exsiccatæ tibiæ mediâ pars
cylindri formam servavit.

DIE XIV.

Opaca, reticulata, ac prorsùs ossea femoris, ac tibiæ medietas (1) extremitates
versùs sensim magis porrigitur, vasisque
pluribus cruore plenis *zonæ* admodùm in
utroque extremo circumdatis terminatur.
Tenerrima hæc ossificationis initia vitris
etiàm non magnopere amplificantibus inspecta, præclare ostendunt, atque evincunt
osseam naturam minimè fibrosam esse, sed
omninò *reticulatam, cellulosam, gossypiaceam,* eamdemque manifestissime ex brevissimis tractubus, glebulisve ad acutos angulos
simul concurrentibus esse coagmentatam.

DIE XV.

Albida reticulata ossea susbtantia
multò magis versùs epiphyses producitur.
Zonæ vasorum sanguiferorum in utroque
ossificationis extremo positæ latius, quàm

-----

(1) Tab. I, fig. VII, VIII.

C

superioribus diebus patent, et vividiori rubore nitent. *Reticulata ossea fabrica* vel
nudo oculo longè conspicua. Osse femoris ac
tibiæ bifariam secundùm longitudinem secto,
repertum est cùm internam, tùm externam
fistulæ osseæ partem *reticulato* opere æque
conflatam fuisse, tùm verò parietes tubi ossei
per totam ipsorum altitudinem undiquè *to-
mentosos* et *gossypiaceos* esse (1) nullo,
vel exiguo in sectione eorum parietum
apparente *tabulatorum , aut laminarum
sibimet superimpositarum* vestigio. Vasa autem sanguifera, quæ ex *zonis* proficiscuntur,
incessu, ac datis receptisque inter se surculis
reticulatam ossis texturam adamussim se-
quuntur, et exprimunt.

D I E X V I.

Reticulata ossea natura femoris ac tibiæ
epiphyses propè attingit; imo in ipsa, quæ
de tota ossis diaphysi superest , cartilagine
rugosa superficies spectanda est , futuri *reticulati ossis* rudimentum; quandoquidem
hisce rugis, ut in osseam naturam vertantur
nihil deest, quàm ut terreas particulas sus-

---

(1) Ibidem , fig. IX.

cipiant. *Zonarum* rubor magis, quàm pridie ex utroque ossis extremo versùs ipsius medietatem latescit, atque expanditur, totumque os sanguineo veluti rore suffusum videtur. Sectum femur secundùm longitudinem, nullum in altitudine parietum osseæ fistulæ præbuit indicium lamellatæ fabricæ, sed undique *gossypiaceum* apparuit, *reticulatum ac cellulosum*.

D I E   X V I I I.

Exigua pars cartilaginis superest in extremitatibus femoris ac tibiæ, *crusta ossea reticulata* totam ferè utriusque ossis dyaphysim occupante. *Zonæ* vasorum sanguiferorum, superior nimirùm et inferior, valdè expansæ, ac in centro ossis fermè sibimet occurentes et intermixtæ, totum femur ac tibiam rubore inficiunt. Porrò, utroque osse secundùm longitudinem diffisso, paries ipsorum utrobique per totam altitudinem constanter *alveolaris* et *cellulosus* apparuit, idemque in femoris sinuositate spissior quàm in opposito latere. Tubus, seu fistula utriusque ossis, huc illuc intùs sepimentis cartilageneis adhuc abrupta, et arctata est. Periosteum internum crebris sanguiferis vasis simul glomeratis instructum intense rubet. Cæterùm propè epiphyses, quæ adhuc de diaphysi totius ossis superest cartilago, ea *coni* ad modulum in tubum medullarem, seu fistulam osseam, elongatur, qui *conus* sensim in cuspidem desinit propè centrum ossis. Per hunc *conum cartilagineum* ossium extremitates obsidentem vasa quædam ex utraque *zona* abscedentia trajiciuntur ad epiphyses fine bifurcato. Ossa frontis etsi flexilia valdè, ac fermè cartilaginea, tamen nullibi fibrosa sunt, sed undique manifesto *reticulata*.

D I E   X X I.

Pullus, diffracta testa, exclusioni proximus,

Femur ac tibia non perindè extùs rubent atque diebus proximè superioribus. In medio utriusque ossis *reticulatum opus* consueto magis adstrictum est, compactum et tractubus ad acutos magis angulos, quàm prioribus ab incubatione diebus conspiciebatur, concurrentibus conflatum; ob quam causam fit, ut exigui illi tractus sub acutissimis angulis convenientes, minùs advertentibus facilè imponant, quasi fibræ essent secundùm ossis longitudinem protensæ. Secto autem vertica-

liter osse femoris ac tibiæ, periosteum internum se obtulit mucore oleoso obductum,
fistulaque medullaris reperta est exiguis tuber-
culis cartilageneis intùs sæpè arctata. In extremitatibus verò eorumdem ossium, quæ
cartilago *coni ad modum per tubum osseum
intus assurgit*, in spongiam pellucidam cartilagineæ flexilitatis versa erat, oblongis areolis et sinubus sulcatam. Ex evolutione autem
conicæ hujus *cartilaginis*, ejusdem scissione
in sulcos et cellulas, consequitur necessario,
ut proportio tuberum ad diaphysim in ossibus
vehementer augeatur, propter auctam amplitudinem nimirùm, et intùmescentiam *conicæ*
illius *cartilaginis*, quœ diametrum fistulæ
osseæ longè excedit.

Pullus antè biduum exclusus.

Nihil ampliùs cartilaginosi in extremitatibus femoris ac tibiæ, præter epiphyses. De-
tracto periosteo, vasa sanguifera *reticulo
osseo* altè latèque admixta et intertexta translucent. Sectis de more secundùm longitudinem femore ac tibia, periosteum internum
rubet vehementer, vasaque meditulii multo
mucore oleoso illita ab extremitatibus versùs
centrum ossis protenduntur. In medio femoris

ac tibiœ, cum primis ab incepta ossificatione diebus fistulæ osseæ extima superficies tomentosa tota, et gossypiacea fuisset, nunc duriusculum corticem in medio ossis ostendit, adductis manifesto stipatisque simul tractubus, areolisque *reticulati ossei operis. Conus cartilagineus*, quem superioribus diebus videram in utroque ossis extremo deductis sulcis alveolisque tumentem valdè, nunc in fragilem osseam spongiam tubera ossium conficientem abiisse reperio. Prætereà video rursus et utraque ossis extremitate vasa rubra ad epiphyses trajicere earumdem appendicum cartilaginearum ossificationem ex ordine molitura.

Hactenùs in pullo incubato. Porrò eadem prorsùs est primæva structura ossium humani embryonis viginti octo circiter linearum longitudine. Nempè in hoc, quemadmodùm in pullo circà decimum quartum ab incubatione diem, femoris ac tibiœ medietas, quæ vix duas tertias partes longitudinis totius ossis æquabat, ossea facta erat, cætera cartilaginea. Extima femoris ac tibiæ superficies, periosteo ritè spoliata, optimisque vitris inspecta eleganter *reticulata* apparuit, tractubus ramosis brevissimis ad acutos angulos simul concurrentibus, omninò ut in

prima evolutione ossium pulli sub incubatione. Eadem, de quibus sermo est, humani
embryonis ossa per longitudinem secta, nihil
præter *spongiosam, gossypiaceam* substantiam, cum intùs tum extùs, exhibuerunt. Et
ossium frontis, atque sincipitis in eodem humano embryone, quamvis tanta esset pellu-
ciditas, et flexilitas, ut cartilaginea prorsùs
viderentur, tamen penitior structura manifes-
tissimè reticulata erat; tum verò et scapularum et coxendicum ossa spongiosa tota erant,
nullo catenùs duriusculo cortice extùs obducta.

Corollaria, quæ ex hisce observationibus
consequuntur, nisi vehementer fallor, hæc
ferè sunt :

I. Cartilagines futuri ossis modulum esse,
singulasque ossium partes jam delineatas in
cartilaginibus extitisse.

II. *Reticulatam, cellulosam* osseam naturam, ubi primum in cartilaginibus circà medietatem ossium cylindricorum apparere incipit speciem habere *rugositatis.*

III. Permutari cartilagineum modulum in
os vi, et actione sanguiferorum vasorum, tùm
additione terræ *cartilageneis rugosis tractubus,* quibus *osseum reticulum* conficitur.

IV. Ossificatione incipiente totam fistulæ ossium cylindricorum spissitudinem altitudi-nemque, cum extùs tum intùs, tomentosam, levem, gossypiaceam esse, nullo prorsùs ap-parente extùs *corticis* vestigio.

V. Perfecta·ossificatione, parietem fistulæ ossium cylindricorum circà medietatem totius ossis incrementum densitatis cum imminu-tione altitudinis recipere; arctiùs nimirùm quam priùs adductis ibidem, stipatisque si-mul *reticulatæ texturæ* tractubus alveolisque. Nempè quidquid crustam, seu extimum os-sium corticem facit, id nihil aliud est, quam primæva ipsamet *levis reticulata, cellulosa* ossea substantia in durum corpus pone ossium superficiem stipata; quæque tum in cylindri-cis, tum in complanatis ossibus, non priùs circà eorum medietatem, aut centrum appa-rere incipit, quam absoluta totius moduli cartilaginei ossificatione.

VI. Spongiositatem, cujus magna vis est in ossium cylindricorum extremitatibus, mi-nimè repetendam esse, ut plerique anatomi-corum docent, ab iis laminis, seu tabulatis, quæ ex parietibus osseæ fistulæ versus cavum medullare abscedere comminiscuntur, sed referendam esse ad primordialem illam carti-

laginem, quæ in ossium cylindricorum extremitatibus *coni* admodùm per cavum medullare sursùm porrecta, mox, deductis areolis
cancellisque, ampliùs expansa, ac tuberosæ
spongiæ simillima in ipsis ossium cylindricorum extremitatibus, vehementer intumescit.

VII. Postremò ossium cylindricorum pla-
norumve primævam penitiorem texturam,
cum in pullo incubato, tùm in tenerrimo humano embryone, quando nimirùm in utroque
ossa vix correpta, flexilia adhuc, levia, et
gossypiacea sunt, nihil aliud esse præter *opus*
tenuiter *reticulatum*, ac *cellulosum*; atque
porrò si quæ interdùm in ossibus planis glebulæ occurrunt inter se distinctæ, et a centro
ossificationis remotæ, eas tamen progrediente
ossificatione, in unum tandem congregatas,
et peculiariter cum proximis irretitas, ad totum os *retiformi opere* contexendum symbolam conferre.

Quæ cum ita esse sub prima ossium
evolutionne comperuissem circà penitiorem
ossium fabricam generatim ; peculiariter
vero circà carticis ossium naturam manifes-
tissimè ex *osseo reticulo stipato, adstric-
toque* conflatam; hoc ipsum, quod synthetica
investigandi methodo detexeram, analyticis

tentaminibus confirmare me posse non dubi-
tavi, dummodò licuisset durum ossium corticem terreis particulis ritè spoliatum, deinceps ita sensim sensimque laxare, ut intimam
ipsius texturam in aperto promeret.

Adulti idcircò hominis tibiarum ossa in
acido muriatico aqua diluto tamdiù demersa
servavi, quamdiù opus fuit ad terreas particulas de illis ossibus elliciendas; quo, notis-
simo cæteroquin inter anatomicos, artificio
solemus, quotiescumque ex usu est, durissima quæque ossa in parynchimata cartilaginea
multæ flexilitatis ac pellucidatis convertere,
ossium naturali forma ne minimam quidem
immutata. Igitur tibiæ ossa acidis mineralibus infusa ad statum flexilis et pellucidæ cartilaginis cum redegissem, horum ossium pa-
renchymata continuo maceravi in limpida,
eadem prorsùs adhibita diligentia, qua solemus membranas, viscera, corium; tendines,
aponevroses in cellulosum tomentum resol-
vere. Diutina autem solertia eo deveni ut
tandem tibiæ adulti hominis durissimum corticem in *tomentosum reticulatum* textum con-
verterem (1) spongiosæ illi fabricæ, qua os-

____

(1) Tab. I, fig. II.

sium extremitates scatent, planè similem, nisi quod stipatum, et valdè compressum quadantenus fuisse in cortice videbatur, laxus idem textus, et solutus conspiciebatur in ejusdem tibiæ meditullio, extremoque tubere. Et quidem in perpendiculari sectione parenchymatis tibiæ, de quo sermo est (1) nullum repertum fuit tum extùs, tum intùs fibrarum vestigium, nullum vel exiguum in spissitudine parietum fistulæ osseæ laminarum vel tabulatorum indicium; sed quæ universa erat durissima tibiæ crusta ea per totam sui altitudinem non aliud fuisse apparuit, quam *cellulosum contextum*, cancellis, tractubusque reticulati operis ita dispositis, ut qua extùs ad tibiæ superficiem pertinebant stipati valdè, compressi in se ipsosmet, atque arctuti essent, sensim vero eos cancellos qua versus tibiæ meditullium propinquabant, laxari magis, ampliarique (2) in spongiositatem demum illam, qua cavum medullare, et extrema tibiæ tubera plurimùm turgent (*a*).

---

(1) Tab. I, fig. II. a a.

(2) Ibid. b b.

(*a*) Priusquàm cum acido muriatico aquà diluto tractentur ossa, interest plurimùm illa omni succo

Compacti corticis tibiæ, de quo sermo est, *cellulosam reticulatam fabricam* grato spec-

---

medullari destitui, ac proindè siccissima esse. Nam, cautelis hisce neglectis, succus medullaris **ab acido** muriatico inspissatur, in saponis speciem tenacissimi degenerat, et quàm difficillimè eluitur. Omnes spongiosi textus areolas occupat et implet, adeò ut, qui hæc pericula vult tentare, parenchyma certissimè demoliatur, quod ab hac substantiâ saponaceâ solvendum censet.

Os apprimè dessicatum et bifariam ita divisum ut fragmentum quodque substantiam compactam simul ac spongiosam vulgò dictam exhibeat, in aquâ acido muriatico ritè saturatâ immergendum est, adhibitâ sedulò hac diligentiâ, ne acidus muriaticus dominetur. Nam acidi dosis nimia, totius spongiosi textus dissolutionem mox afferret; et os compactum vel ejus diaphysis unica remaneret. Tunc tentamen rude et nullâ ratione absolutum foret. En quòd multotiès sum expertus, quandiù adcertam et exquisitam proportionem non devenerim.

Omnibus sic ritè præparatis, mox terrâ spoliatur os, à nullâ saponaceâ infarctum materiâ, fit albidum, molle, flexile; et areolæ in substantiâ spongiosâ vacuæ et liberæ conspiciuntur; magis ac magis apparent, nec oculum exercitatissimum effugiunt, donec in se invicem pressæ, arctatæ, omninò dispareant, et in substantiam compactam transfigurentur. Hæcce, primò intuitu cartilaginem simulat qui in

taculo comtemplatus sum, corticem ipsum
terra et humiditate spoliatum, mox in oleo

---

lamellis irregularibus non æquè densis dispertitur. Indè
forsan origo non nullorum physicorum theoriæ de
lamellatâ ossium structurâ, innumeris argumentis
acriter defensâ et calcinationis, exfoliationumque pro-
ductis suffultâ, sed actutùm à neotericis penitùs et non
sine ratione infirmatâ.

Verum enim vero, talis structura absolutè recusanda
est : nam si fragmentum particulis terreis spoliatum,
intrà paucos dies in aquâ communi maceratum fuerit,
tunc hic pseudo-cartilago densatur, mollescit, textu-
ramque lamellatam amittit. È contrà expansibilis,
membranaceus, reticularis, cellulosus evenit et ejus
natura quam maximè referenda est ad substantiam
spongiosam quæ extremitates articulares constituit.
Concludamus igitur, quidquid in osse compactum ac
durum, à textu spongioso, sub organico respectu,
non distare, at in solà densitate differentiam esse
ponendam.

Nunc ad corticem ossis duri conspiciendam deveniamus. Hæc crusta vel superficies externa omni phosphate calcareo orbata nihil aliùd est quàm textus
villosus, mollis, quamdam gossypii speciem referens
quæ in aquâ limpida immersa et clarâ luce diligenter
inspecta, structuram cellularem, reticularem prodit,
adhuc longè insigniorem, quando microscopii admi-
niculum requiritur. En summa tentaminum : nullum
in osse reperitur punctum cujus textura non sit reti-

terebinthinæ conjectum ad lumen attolen-
do (1). Nam propter summam corticis ossei
ita administrati pelluciditatem, præclare li-
cebat tenuem in eo, quo altè compingitur, reticulum oculis usurpare, aperteque, et citrà
errorem cognoscere universam illam præduri
ossis crustam gossypiaceæ naturæ esse, et
brevissimis ramosis tractubus multifariam simul copulatis, implicatisque .contextam.

Hæc eadem manifesta fuerunt in osseo cortice data opera sumpto ex tibiæ adulti hominis medietate (2) qui durissimus est, eodem-
que in spiritu vini, posteà quam terra accu-
ratè spoliatus fuerat, suspenso, ac luce reflexa
et refracta diligenter inspecto. Enim vero
cellulosum mollem textum representabat, in
quo frustula mollis cujusdam substantiæ, ac
diversæ inter se figuræ, simul cohæren-
tia (3) areolas huc majores, illuc minores,
cellulosi mollis textus ferè ad exemplar, in-
cipiebant.

---

cularis, et quisquis, in anatomicis disquisitionibus
versatissimus, hæc illustrissimi professoris ticinensis
prolata confirmabit. (*Editor.*)

(1) Tab. II, fig. I. a a a.
(2 Tab. II, fig. IV.
(3) Ibid. a a.

Neque modo in cylindricis ossibus , sed et in complanatorum ossium adulti hominis compacta pagina terreis particulis exuta , *reticulata fabrica* spectanda est. Siquidem ossium frontis , sincipitis , atque occipitis exterior interiorque crusta , flexilis de industria facta atque pellucida , eademque in oleo terebinthinæ suspensa , tota undique *reticulata* conspicitur . tantaque ipsius crustæ cum molli textu celluloso fabricæ similitudo est , ut eam pro quadam membrana in cellulosum tomentum diutina maceratione conversam facile acciperes (*b*). Quocircà adnotavi cellularum formam in crusta complanatorum ossium discrepare ab eâ , quæ alveolorum in cylindricis ossibus propria est ; quod videlicet in com-

---

(*b*) A quarto usque ad nonum mensem et multò post , ossa ex cranio fœtus tenerrimi deprompta , huic sententiæ perfectè consonant. Etenim os tenue , flexile , pellucidum , in oleo terebenthinæ vel in aquâ limpidâ attento animo exploratum , hanc structuram reticularem in medium subitò profert , eò manifestiorem , quo avidius à centro ad peripheriam , nullo vitro adjuvante , nudus pervagatur oculus. Inter multa hoc potissimum seligitur exemplum quià , ad texturam fibrosam promulgandam , eo precipuè physiologi hactenùs usi fuerunt. (*Editor.*)

planatis ossibus areolæ magis, oblongæ sunt, quam in cylindricis; quasi nimirum crustæ ossium complanatorum cellulosi hiatus, areolæque, cum ossa adhuc mollia erant et cartilaginea, in diversa fuissent distractæ. Quapropter analytica disquisitio duri ossium corticis in adulto homine ostendit, eamdem prorsùs esse principiorum dispositionem in constructione durissimarum harum partium, quàm in embryone, sub prima ossium evolutione, conversioneque cartilaginis in os, apparere monuimus; videlicet ossa generatim, vel durissima quæque, compagem esse exiguorum tractuum, qui brevissimo emenso itinere, sub diversis angulis sibimet occurrentes *reticulatum opus* conficiunt. Non conjectura idcircò, sed certis observationum et rationum momentis constituimus, ut alienam à rerum naturâ et veritate rejiciendam esse, receptam hactenùs in scholis anatomicorum sententiam, ossa ex filamentis, laminis, tabulatisve constare; affirmanusque universam ossium, cujusque ea figuræ sint, penitiorem structuram *cellulosam reticulatam* esse, huc quidem valdè adstrictam, atque compactam, veluti in præduris ossium corticibus, illuc laxam raram et solutam, veluti in

meditullio,

meditullio , extremisque sylindricorum ossium tuberibus ; brevesque illos tractus , qui fibrarum ossearum specie anatomicis imposuerunt , neque longitudinem ossium , nevè latitudinem adamussim sequi , neque eos ipsosmet notabilem aliquam longitudinem attingere.

Profecto *cellulosam* , de qua agitur , penitiorem ossium texturam quoties attento animo contemplor , atque eam superficie tenus in ossibus valdè adstrictam , stipatamque esse animadverto , eamdem verò , quo magis ad ossium interiora vergit , laxari sensim magis , areásque et cancellos assiduo majores intercipere , ac tandem in spongiam illam meditullii ac tuberum facescere ; toties temperare mihi non possum , quin in hac ossium conformatione similitudinis multum cum fabrica corii animalium agnoscam. Nam , quemadmodùm corium . quod procul dubio cellulosæ naturæ est , qua extimam corporis superficiem velat , adductis arcteque pressis simul cancellis , valdè firmum compactumque est, idem verò quo magis ad interiora corporis pertinet , alveolari suo contextu pedetentim magis laxato , ampliatisque loculis in leve tandem illud , et indito aere facile

intumescens subcutaneum tomentum solvi-
tur, ampliaturque ; sic in ossibus video cellulosum *reticulum* adstrictum valdè, et stipatum in extima ossium superficie , durum
corticem constituere, idem verò sensim interiora ossium versus laxatum , solutumque
in osseam spongiam amplificare se , atque
intumescere.

Et quoniam , ut demonstratum est, eadem
prorsùs est penitior structura corticis ac meditullii ossium , cellulosa nimirum, indè, nisi
vehementer fallor, haud difficulter assequi-
mur , cur tenerrimorum fœtuum cylindrica
ossa , quæ initio per totam parietum fistulæ
osseæ altitudinem æquabiliter levia , et gossypiacea sunt , ætate crescente, dura com-
pactaque crusta extùs obducantur; tùm verò
qui fit , ut generatim in ossibus cortex in-
vèrsa prorsùs ratione se habeat ad meditullium , seu , quod perindè est , cur crassus et
prædurus sit cortex ubi eidem exigua subest
spongia, tenuissimus contra sit cortex qua
copiosam spongiositatem tegit. Nimirum ex
iis, quæ de primæva ossificatione in pullo
incubato, inque humano fœtu exposui, constat haud quidem fortasse majorem substantiæ
osseæ copiam iu medio ossium cylindricorum

ac in eorum extremis tuberibus extare, sed
eam esse in cartilagine futuri ossis modulo
conditionem, ut quæ ipsius cartilaginis portio extremitates ossium cylindricorum tenet,
quæque sero rigescit (1), in ampliores areas,
alveolos, sulcosque, quam eam moduli ejusdem cartilaginei partem, quæ medium
ossis occupat, diducere se et ampliare sinat.
Idcircò, quoniam omninò eadem est, ut aje-
bam, corticis atque meditullii textura, *reticulata* videlicet et *cellulosa*, hanc natura,
viribus planè suis, certa sede, quemadmodùm in medio ossium cylindricorum, adstringit, et in durum corticem compingit (2),
alibi vero, veluti in tuberosis ossium extremitatibus, laxat ultro et in spongiam rares-
cere sinit (3). Neque sanè putet aliquis hujus

---

(1) Diebus XVIII., XXI.

(2) *Pullus antè biduum exclusus.*

(3) HALLERUS diversam in ossibus densitatem, proin-
deque differentiam inter corticem et meditulii spongiam, à diversa arteriarum in eodem osse dilatatione
pendere docebat. — « Arteriæ (aiebat) corporis ossis,
quæ per sulcos migrant, sub finem incubationis mo-
ram patiuntur ab epiphysi, cujus vasa nondùm satis
ampliter patent, ut sanguinem admittere possint. Quò
difficilius eæ arteriæ distenduntur, et major est pressio

adstrictionis , conversionisque laxi textus cellulosi in compacta et dura corpora hoc unum atque unicum toto animalium corpore exemplum esse , idemque ad robur ossibus conciliandum à naturà peculiariter inventum, quandoquidem eodem prorsùs opificio latè in animalibus utitur natura ipsamet , ad singula quæque organa , quæ textu molli celluloso maximam partem compinguntur , certis eorum sedibus solidanda magis roborandaque. Quæ si cui dubia videbuntur , doceat ipse num aliter ac modo dictum est natura mollissimas embryonis membranas in stipatas tunicas et firma et elastica ligamenta vertit et tendines , capsulasque articulares , et vasorum tunicas densat , confirmatque. Qui hactenùs strata et tabulata in penitiori ossium conformatione commenti sunt , rem hanc totam expedire consueverunt cogitatione , fingendo in medio uniuscujusque ossis cylin-

---

sanguinis in latera , eo magis ergò dilatantur ; et dùm amplescunt, laminas osseas cedere cogunt , et à superficie ossis in tubum medullarem depellunt. Hæ duæ, quas modo citavi, causæ conjunctæ partem ossis alveolarem generant. » — *De form. oss.* Oper. Miu. Tom. II , pag. 599.

(53)

drici, qua maximè firmum et prædurum est,
majorem constitutum esse numerum tabulatorum, mox ab ea sede tabulata gradatim
versus ossium cylindricorum extremitates
longitudine imminui, et quæ inter ea maximè
interiora sunt versus cavum medullare ita se
inclinare, ut tandem in medio ossis simul
occurrentia, et multiplici ratione inter se
admixta, et intertexta in spongiam meditullii
ac tuberum commutarentur. Verumtamen
tota hæc hypothesis per se corruit, ritè exis-
timatis iis, quæ de primæva ossium intimiori
textura, *reticulata* videlicet, ac *cellulosa*,
demonstravimus (1). Quæ porrò tabulata
etiamsi admitterentur, ægre nihilominùs in-
telligi posset, quomodò eadem ossea strata
arteriarum dillatatione, ut HALLERUS arbitrabatur, à superficie ossium versus tubum
medullarem ita depellerentur, ut tandem
sibimet occurrentia spongiosi corporis habitum et structuram nanciscerentur.

Etsi verò secundùm naturam ea sit ossificationis ratio atque ordo, ut *reticulata*,
cellulosa substantia, quæ medietatem ossium

---

(1) Diebus XV, XVIII, XXI.

tenet , quo magis animal ad maturitatem vergit , eo sensim magis adductis simul contrac-
tisque cellulosi textus spatiolis densetur ,
atque solidescat , et vicissim eadem *reticulata , cellulosa* , substantia , quæ in extremitatibus ossium , eorumdemque tuberibus
residet , ætate crescente , laxatis ultro cancellis , deductoque reticulo , amplificetur ,
atque intumescat amplius ; nihilo tamen secius non desunt observationes , et exempla
ex pathologicis desumpta , quibus ostenditur,
et præduro ossium cortici adultorum animalium eam inesse facultatem aptitudinemque,
propter quam , certis sub circumstantiis ,
haud secùs ac cellulosa illa substantia , quæ
in tuberibus ossium cylindricorum contine-
tur , in majorem , quam secundùm naturam
obtinuit , amplitudinem turgescat.

Insignem hanc effectricis naturæ facultatem in laxandis ampliandisque durissimorum
ossium corticibus , quamvis sæpè alias in
curandis ossium morbis non frustrà à naturà
ipsamet adhibitam suspexissem , tamen præ-
claros ejus, utilesque effectus nunquàm magis
distinctè , manifestèque compertos habui ,
quàm in tenello cane , cui tibiam alte pertu-
deram. Nempè cani tibiam reseraveram ad

meditullium usque, perque eum hiatum (1),
specillo sus deque adacto medullam vastave-
ram, caveamque tibiæ filis carptis vi intrusis
accurate repleveram, non sine magna illata
injuria interno fistulæ osseæ parieti. Postero
die intumuit vehementer totum crus. Circà
sextum, copioso pure de saucio loco defluen-
te, partes molles vulneri circumpositæ sub-
siderunt ; tibiæ os vicissim valdè tumidum
repertum est, idemque sensim magis in dies
excrevit, donec circà quadragesimum diem
magnam exostosin æmularetur. Mactato cane,
sectaque tibia de qua agitur secundùm longitudinem , repertum est, totum illius tibiæ
corticem (2) *in textum cellulosum* expansum
fuisse, atque porrò tibiæ parietes , qui in
eo catello crassitudinem dimidiæ lineæ vix
æquabant , in spongiam osseam altitudinis
sex et ampliùs linearum conversos fuisse (c).

---

(1) Tab. II , fig. II. b.

(2) Ibid. a a.

(c) Huic professoris illustrissimi tentamini con-
gruunt innumeræ observationes quas Troja celeber-
rimus, eo collexit animo, cumulavitque , ut periosteum ad ossium regenerationem absolutè utilissimum
clarâ luce commonstraret. At verò huic opinioni non

Phænomena huic similia haud infrequentia

adversari non possum; quippè mihi non desunt exempla quæ me de contraria certiorem faciunt.

Substantiæ medullaris destructio, membranæ quâ circumvolvitur destructionem necessario inducit. Atqui hóc velamentum membranaceum, cellulare, vasculisque permultis irretitum, sub vitalitatis respectu, et canalis ossei parieti, et medullæ ipsæ quam maximè confert, ejusque abrasio non modo partibus contentis nocet sed etiam os interiùs denudat. Imò experientiâ constat, os quodcumque denudatum inevitabili exfœliatione indigere. Ergò superficies ossis medullæ contigua mortua est eò quod denudatur, ac solis naturæ conatibus à sui ipsius parte sanâ divellenda est. Quònam vero processu id operetur, nunc exploremus.

Periosteo exteriùs illæso remanente, quando membrana medullaris penitùs deficit, jam hæc opinio nascitur : nimirùm, non os integrum, sed unica tantum ejusdem crassitiei pars, morte vel gangrenâ legitimâ percutitur; ac proindè in alterâ vitâ subsistit; et pars vitæ muneribus adhuc prædita, profecto deprehenditur illa quæ cum sanissimo periosteo connectitur, et à medicis hodiernis ad morbum eliminandum sufficiens habetur. Quibusdam novissima sanè videbitur hæc assertio quæ nihil exprimit quod veritati non sit consentaneum. Nihilominùs, confidenter affirmo os exteriùs periosteo munitum, usque ad certam altitudinem vità gaudere, et quidquid interiùs in se ipso mortuum vi propriâ vitali foràs dissepturum.

sunt in nostro genere , quoties ullus ossium

Ex dictis , unusquisque percipiet partem ossis (emortuam) ab omni motu vitali liberam fore, eo quod à corpore alieno , inerti , in altero infixo viventi et omnibus modis absoluto non erit absimilis. Ergò, pro integritate virium vitalium , quidquid cum periosteo cohæret, stupendæ evolutionis capax est , ab omni continuitate se liberat , nil ampliùs cum mortuo adhæret, fit vagina mollis et texturæ spongiosæ, cujus superficies externa cum periosteo unitur , cujus verò cavitas interna immediate fragmentum mobile, isolatum incarcerat. Indè irritatio continua , puris copiosissimi vehemens secretio : et, in experientiâ de quâ agitur, à professoribus *Scarpa* et *Troja* multotiès reproducta, materies suppurationis membri truncati superficiem indesinenter alluit et macerat. Uno verbo, corpus alienum, seù frustum ossis sideratum , aut spontè cadit aut quam facillimè extrahitur. Talis est naturæ processus, quo parietis medullaris à membranâ propriâ denudati , superficies plus aut minùs extensa excutitur. Undè neminem puto negaturum immensam fore , etiam totalem ossis jacturam, si et membrana medullaris et periosteum eodem temporis puncto deficerent.

Fragmentum resolutum et exsuccum, ex vaginâ excerptum , non ossis affecti totum volumen representat, quod necessario fieret, si ossium regenerationi , vel minimùm prodesset periosteum. Immò,dictum auctoris serià mente commentatum , ac cum similibus experi-

meditullium , incolumi cortice , altè exe-
dit (1), vel quando ossium nutritio atque

---

mentis ad nauseam repetitis collatum , ad id animum
quàm maximè adversum inducet, ut in hocce maximo
naturæ conamine, periosteum tanquàm prorsùs inutile
habeatur. Attamen anatomici melioris notæ hanc membranam pro ossium reproductione utilem esse opinan-
tur. Quare, ut hanc materiem planè exhaurirem, non-
nulla ossa morbosa denudata , periosteoque involutæ
præparavi, et in meo musæo pathologico cuicumque
aperto maximâ cum curâ conservavi. Videre est unum
et idem os in parte sanum, in parte necrosi laborans
obvolutum periosteo quod, nullà in re, à statu naturali distat. Certè, non sic eveniret, si contrarium in
aperto esset; quippè os , partim sanum, partim affectum, hìc periosteum ossificatum, illìc membranaceum
haberet; attamen ubique nullo modo , sub texturæ
respectu , mutatur.

Ex dictis, patet evidenter partem solam ossis vitâ
donatam, ad eliminationem cujusque sui ipsius reso-
luti, exsucci, sufficere, nec ad talem operationem
periosteum, ullo modo, conferre. Denique non diffitendum est Summi *Halleri* tentamina, necnon practi-
corum illustrium recentissimas observationes ad hunc
scopum mox collectas, penitùs opinionem evertere,
quam emisit *Troja*, et quam posteà non sine quâdam
acritate sectatores illius prosecuti fuerunt. (*Editor.*)

(1) Tab. III , fig. III. WEIDMANN *de Necrosi os-*
sium , tab. VI, fig. II. c.

incrementum à parte meditullii , propter impactum quoddam extraneum corpus , maligne præpeditur. Nam utroque in casu provida natura , ut malè affectorum ossium continuitatem ac firmitudinem tueatur, compactum eorumdem corticem magno nisu laxat , ampliatque in spongiam, qua vel intùs porrecta meditullii jacturam instaurat (1) , vel extùs tumente parietum fistulæ osseæ altitudinem amplitudinemque auget (2) ; vel demum tabefactum os amplificati corticis spongiositate veluti circumvallando , ipsum vagina veluti quadam suscipit , comprehenditque (3); quæ porrò vagina spongiosa sub initio levis, flexilis , gossypiacea , suscepta deinceps terra rigescens , sani tandem ossis munere fungitur, primitivo osse in dies intùs magis tabescente , et soluta penitus cum ossea vagina continuitate , etiam nutante (*d*).

---

(1) Tab. III, fig. III.

(2) Tab. II, fig. II. a a b. WEIDMANN , tab. I , fig. I. b.

(3) WEIDMANN *de Necrosi ossium* , tab. VII , fig. II ; tab. XI , fig. II. a a. b b.

(*d*) In meo thesauro ossium morbosorum cumulatim occurrunt hæ affectiones quæ in enormi textûs compacti , densi , stricti parietum canalis medullaris evo-

Sciscitarer libenter ab iis, qui ossium duros
parietes ex pluribus bracteis, tabulatisve,

---

lutione tantummodò sistunt. Sunt quædam ossa mem-
brorum præcipua, in quibus ne minimum quidem
substantiæ compactæ vestigium observatur. Configu-
ratio quam assignavit natura penitùs evanuit, diceres
corpus informe, cujus pondus specificum, longè le-
vius, nullâ in re, eum maximo volumine consentit.

Superficies ex crustâ subtilissimâ concreta est; innumeris foraminibus pertusa quemadmodùm in ossibus
vertebrarum, sterni, multisque aliis spongiosis extùs
animadvertitur : sectionis longitudinalis ope, medullæ receptaculum frustrà quæritur, in molem spongiosam degeneravit. Sed hoc manifestiùs est quando
pars unica ossis longi morbo laborat. Hæc sola sese
explicavit, et ad spongiæ modum crevit. Attamen hæc
læsio organica partialis sensim minuit, prout sedes
morbi cum parte sanâ commutatur. In hoc loco, à
morbo tam distante mox ossis tumentis primæ lineæ
apparent; hic tantùm cortex ejus corrugatur paulatim,
dein ampliùs, donec oculus majorem ipsam affectionem attigerit. Tunc, osse longitudinaliter secto, canalis medullæ desideratur in centro morbi quod orga-
nisationi affatim spongiosæ locum cessit, dein supernè
et infernè excavatur parumper et amplior fit, donec
naturalem capacitatem assecutus fuerit. In hâc canalis
parte ubi dimensio regularis est, mirum est quod pars
tantùm exterior ejus parietis, seu cortex ossis, dein
paries totus tumescant, prout morbus fuerit proximus.

aliis super aliis impositis , fabrefactos esse
docent , quanam ratione recensita modo
phænomena sua cum hypothesi conciliarent.
Nam certum manifestumque est memoratis
sub circumstantiis , ossa neque in laminas
abscedere , nequè , propriè loquendo , naturam novum os gignere , quo meditullium
reficiat , vel internum fistulæ osseæ parietem
tabe contaminatum vagina ossea comprehen-
dat , suscipiatque , sed id dumtaxat agere ,
ut cellulosam osseam texturam , quæ in cortice ossium vehementer adstricta et pressis
simul arcte areolis compacta valdè est , propriis ac planè suis viribus laxet, eamque in
majorem , quàm cortex obtinebat , amplitudinem expandat (e).

Hæc annotatio ulterior majoris est momenti ut negli-
gatur. Multis modis evincit, quantæ sint naturæ vires
quæ partes sanas, in œconomiâ animali, ad partium
affectarum restaurationem ubicumque vult conferre.

Tunc videre est, quot animadversiones utilissimas ex
dictis deducere possit, quisquis quonam mecanismo operetur exfoliatio, attentâ mente scrutabitur. Hanc quæstionem eo libentiùs prætermitto, quòd prolixiùs illam
nuperrimè iterùm atque iterùm excusserim. (Editor.)

(e) Cutis, textus cellularis, musculorum, membranarum, arteriarum, aliarumque partium mollium

Sed commutationis hujus , transitusque compacti corticis ossium in cellulosam substantiam eximium quoddam aliud exemplum suppeditant ossa miserrimorum puerorum , qui diro illo morbo , quo vel durissima quæque ossa , artuum præcipuè, cereæ mollitudinem cùm pelluciditate conjunctam adipiscuntur, tentati decedunt, quorum ossium (1) copiam , dùm hæc scribo, præ oculis habeo. Nempè hujusmodi ossa vi morbi terreis

reproductio jam dudùm fuit rejecta atque acta celeberrimæ Academiæ Chirurgiæ Parisiensis hanc opinionem prorsùs erroneam, nullàque observatione stipatam promulgarunt. Miremur igitur quod quidam inter nostrates regenerationem ossium tanquàm argumentis probatissimis insignitam habeant. Hoc ampliùs supponi nequit , ut potè omninò contrarium consequentiæ naturali superiùs deductæ ex penitioris ossium structuræ analyticâ syntheticâque disquisitione. Nunc organisationis intimæ inter ossa et alias partes molles disparitas à quovis hujusce reproductionis fautori admittenda foret; quod rationi et judicio repugnat. Hactenùs, in rebus pathologicis versatissimi, longè depellamus has fictiones quas falsa theoria peperit, et quæ quatenùs à professoribus scientiâ doctrinâque famosissimis, sed cum practicâ nusquàm familiaribus proditæ, in scholis longo tempore prævaluerunt. (*Editor.*)

(1) Tab. II , fig. III.

particulis spoliata, vel necessario terræ sup-
plemento fraudata, mollia et pellucida tan—
toperè evadunt, ut cultro facile exscindi
quæant, iisque prorsùs sint similia, quæ
diutina maceratione in acidis mineralibus
aquâ dilutis, subducta terra, mollescunt.
Morbosa idgenus ossa parenchymati ossium
cartilagineo similia, et levia valdè sunt, et
flexilia, et ultrà quàm dici potest intùs rara
et spongiosa. Etenim secta secundùm longitudinem, ac in oleo terebinthinæ suspensa
gelatinæ ad modum translucent, textumque
ipsorum penitiorem exhibent tenuiter utrobique *reticulatum*, singulatim verò corticis
fabricam (1) cellulosam prorsùs esse planè,
aperteque evincunt, atque confirmant.

Et quoniàm de ossibus vi morbi terra spoliatis sermo incidit, opportuna occasio est
animadvertendi, contingere haud raro, ut
ossa viroso principio, quodcumque illud
sit, malè habita non quidem toto corpore,
quemadmodùm in generali rachitide cum
mollitudine contingit, sed peculiari quadam
ipsorum sede terra exuantur, ac particulari
rachitide quadantenus tentata certo et finito

---

(1) Ibid. d. e o.

loco mollescant. Quod ubi semel factum est, cellulosus ossium textus, amisso ibidem, quâ terrâ exuitur, ossis habitu, ac rigiditate, atque cartilaginis flexilitate et ductilitate recepta, mollium organorum, membranarum videlicet, ligamentorum, tendinum, vasorum, cæterarumque partium, quæ celluloso molli textu compinguntur, adinstar in distensionem ac tumescentiam pronus evadit. Quibus sic stantibus rebus, si accedit ut emollita ossis pars virosis, incoctis et integritati partium infensis humoribus insuper alluatur imbuaturque, turget eâdem emollita ossis pars, et extollitur vehementer ac rubet, mox in abnormes *fungos* putidæ carni similes intumescit et luxuriat. Sunt nimirùm hæc *spinæ ventosæ* et *pœdarthrocaces* vulgata inter chirurgos phænomena, quò nempè in morbo mollescunt primùm ossa tantoperè, ut specillum per ea nullo negotio sinant adigere, mox sub carnis specie se efferentia, dirupta cute, fœdo spectaculo errumpunt, levi attactu sanguinem fundentia ac fœtido tabo perfusa (1). Hæc ipsamet ossis commu-

---

(1) PETIT. *Maladies des os*, tom. I, pag. 244. J'ai trouvé dans l'ouverture d'un semblable abscès, que

tatio

tatio in substantiam carni similem , ejusdemque in magnam aliquandò amplitudinem facilis distensio ostendit , similitudinis multùm
adesse inter cellulosam fabricam ossei parenchimatis et cellulosum textum communem ,
cujus postremi quanta sit ductilitas et ad gignendos præter naturam carni similes tumores aptitudo, physiologis æque ac pathologis
in comperto est (*f*).

---

les os étoient carnifiés ; je veux dire , que la tête du
fémur , et la cavité de l'ischion éloigné l'une de l'autre
par la luxation , mais toutes deux découvertes par
l'ouverture de l'abscès , avoient la même couleur que
la chair. Le volume de ces os étoit considérablement
augmenté , et ils étoient si semblables à la chair ,
qu'ils saignoient au moindre attouchement. Cette observation n'est pas la seule que j'ai de cette espèce ,
j'en rapporterai dans la suite plusieurs , qui ne sont
pas moins surprenantes , et qui prouvent , que si les
chairs s'ossifient , les os peuvent aussi devenir semblables aux chairs.

Vide Monteggia , *Annotazimi Pratiche sopra i
mali venerei* , pag. 208 , 210.

(*f*) Hic de spinæ ventosæ pædarthrocacisque phænomenis dicitur. Nunc agam de alio morbo absolutè differenti , admodùm raro , sed qui multotiès in primo nosocomio Parisiensi sese mihi studenti exhibuit. Ni fallor magnoperè , sedem morbi primariam in periosteo

Verumtamen felici quodam rerum occursu
fit , ut non quidem semper in animalium

---

ponendam esse arbitror. A principio quocumque viroso , plerumque rachitico hæc membrana afficitur :
stupendo modo intumescit ; abundanti serositate ma-
ceratur; pulposa , crassa, cellulosa fit , omnique textu
fibroso apparenti sensim destituitur : posteà textus cellularis ambiens, qui vasa et musculos infarcit ejusdem
affectionis particeps detegitur. Materies dura , flava ,
sebacea , granulata deponitur, quæ , omni parte mor-
bosâ , os totum circumdat , et interstitia musculorum
occupat. Illi fortiter distenduntur , ut potè contrà os ,
vel violenter versùs cutem depulsi , donec macilenti ,
graciles admodùm et attenuati , ex carneo in cellulari
vel sebaceo textu degeneraverint. Tumor exsurgit ,
pedetentìm cutis elevatur , fit varicosa, rarissimè in-
flammatur et absceditur : uno verbo, molem enormem
membrum acquirit : in centro hujusce tumoris , os vel
omninò emollitur , vel instar materiei pultaceæ li-
quescit , necnon totum absorbetur. Quandiù crescit
morbus , ægrum acerbi dolores cruciant , plus aut
minùs progressio impeditur; dein omninò, et in de-
cubitu continuo miserrimam patiens vitam degit , donec moriatur. Perraræ sunt observationes quæ talem
morbum confirmant; paucissimæ innotescunt. Attamen in nosocomiis sæpè sæpiùs illos occurrere non est
diffitendum , morbosque cum pedarthrocace et cum
spinâ ventosâ sine judicio confundi , quamvis genium
suum exhibeant , descriptionemque peculiarem ex-
poscant.

perniciem ex emollitis ossibus cartilagineum
cellulosum parenchyma in majorem , quàm

Sub finem anni 1793 , in nosocomio primario parisiensi (hôtel-dieu), puellam annorum 7 natam vidi,
cui crus dextrum , proximè articulationem cum pelvi ,
ad stupendam molem intumuerat. Sub magno trochantere præsertim et exterius, tumor apparebat sat mollis
et clarissimi *Desault* tactui exercitatissimo collectio-
nem puris profundam obscurè indicans. Tensa , varicosa et ferè erysipelatosa cutis erat. Dolores acutissi-
mos accusabat misera , jam à longo tempore non ampliùs incedebat , nec ullo modo pars affecta totum
corpus sustinebat. Nullæ curandi indicationes in
promptu fuerunt. Fonticulis, moxæ, setaceis, punc-
tioni non confidebat experientissimus *Desault* , qui ,
usque ad mortem hujus puellæ , in therapià generali
dubius hæsit.

Inspectio anatomica sub cute detexit massam omni
parte sebaceam, duram, flavam, in quâ nervi et musculi admodùm exiles, gracilesque vix apparebant, dùm
vasorum sanguineorum diametra amplissima conspi-
ciebantur. In centro hujusce tumoris fluidum spis-
sum , oleosum , flavum , inodorum , fragmenta ossea
undequàque sparsa , superficie tenùs erosa , femur rup-
tum sub trochantere , diaphysi penitùs absorptà , ani-
madvertebantur. Cujusque fragmenti femoris extremitates respectivæ à se mutuò longè distantes, graciles,
molles, ferè pultaceæ reperiebantur, et ibi periosteum vix detegebatur, adeò macerabatur.

E 2

secundùm naturam obtinuit amplitudinem ,
intumescat ; sed contrà sæpiùs evenire quàm
communis chirurgorum opinio fert arbitra-
mur particularem hanc ossium mollitudinem et
carneæ ad speciem substantiæ ex ossibus germinationem , naturam salutari quodam conatu
instituere ac promovere , nimirum ut illatas
ossibus injurias propellat , vel solutam ipsorum continuitatem in integrum restituat (g).

Tales ossium degenerationes potissimùm ad primam
periostei , ligamentorum , cartilaginumve affectionem
pertinent. Absque fungis proeminentibus , absque ul-
ceratione et carnium luxuriatione in nonnullis articulationum morbis observantur. In his casibus os emollitur , dein consumitur aut absorbetur. (*Editor.*)

(g) Penitiorem ossium structuram ab aliarum partium intimà organisatione non differre , non modò
constat i prolatis à professore ticinensi , sed etiàm
ex aliis factis quæ continuò sub oculis palàm sunt.
Hic de exfoliatione simplici tantùm agitur. Neminem
fugit superficiem ossis detectam morte percuti , quâ
parte denudatur ; ac proindè separationem ejus inevi-
tabilem esse, prospicua vel latens sit. In utroque casu
res ita se habet. Cuncta superficies ossis sana quæ portionem mortuam circumscribit et quâ partim coope-
ritur, inflammatione prehenditur et in exostosim spon-
taneam crescit. Fit tumor et quidquid periosteo caret,
gradatim expellitur certâ impulsione vitali quâ corpus

Et quidem post fracturas reperimus dis-
ruptorum ossium apices vi et actione lympha-

---

iners destituitur. Quò promptiùs cessat cohæsio partium, eò manifestiùs sese evolvit os sanum. Oritur
sensibilitas animalis quæ augetur ab irritatione quam
corpus alienum indesinenter affert: tandem ramentum
facilè movetur, et sæpissimè nondùm extrahi potest·
Separatione verò penitùs factâ, innumeræ exsurgunt
vesiculæ carneæ quæ magnam puris copiam fundunt.
Hæ vesiculæ nihil aliud sunt quàm expansio ossis sáni
parenchymatis ad textus cellularis conditionem re-
ducti, necnon omni phosphate calcareo destituti, à
quo priùs sua soliditas pendebat. Præter hanc evolutionem intumescentiamque textus sani, ad quidquid
mortuum expellendum, quid valeant vasa absorbentia
non omittendum est. Eorum functiones cum evolutione ossis sani sese explicare videntur; nam patet evidenter particulas terreas ab illis partim absorberi simùl
ac partim. cum suppurationis materiâ commisceri et
observatione certus sum, hæc vasa multùm immediatè
conferre ad separationem mortui quod consumunt, at-
tenuant et dicerem libenter, quod oribus avidissimis
edunt.

Ex his phænomenis palàm est quanta sit ossium morbosorum proprietas, quà in textum cellularem trans-
formantur. Vesiculæ carneæ ex eorum parynchymate
nascentes, cum vesiculis textus adiposi, cutanei, in-
timè uniuntur; in pelliculam tenuem dessicantur.
L'formatur inde cicatrix plus aut minus cava pro subs-

ficorum absorpta terra mollescere primùm ,
mox ab iisdem apicibus , parenchymatis cartilaginei flexilitatem jam adeptis , *rubicun-
dam substantiam* pullulare videmus, quàm
Celsus *carunculam* appellavit (1) ; quæ
porrò caruncula pro majore , vel minore
cuspidum fracti ossis aberratione , per varias
amplitudines , ac formas plus minùs proser-
pens , fracti ossis mucrones nectit simul et
detriti ossis vacuitates , si quæ sunt , oppido
replet. Hæc autem *caruncula* rubet in viventibus . in cadaveribus autem , sanguine abluta
ac macerata , cartilaginei parenchymatis habitum et naturam sumit. In viventibus tandem huic *carunculæ* copiosis sanguiferis vasis
instructæ terreæ accedunt molleculæ , quæ
sensim eam consistere magis ac rigescere fa·
ciunt , osseamque naturam induere , nomine
calli ossei à chirurgis designatam.

Enim verò de organica *calli* natura meæ
me observationes, post Detlefii, Halleri,
Bonnii, Bohmeri pericula , non sinunt du-

---

tantiæ deperditione majori vel minori , quiu minimam
quidem partium regenerationem sedulus observator
agnoscat. (*Editor.*)

(1) Lib. VIII, cap. II.

bitare. Qui hactenùs *callum* ad quoddam glutinis cum terra concrementum omninò referendum esse docuerunt, eos rudem nimis animalis œconomiæ notionem habuisse semper mihi visum est , eosdemque dissimulavisse *callum* semel in tenellis animalibus confectum ætate progrediente, pari, qua reliqua ejusdem animalis ossa crescunt, proportione incrementum sumere (1), atque ut cætera in eodem animali ossa, ab assumpta rubia tinctorum rubro infici colore; tùm verò subtilibus per arterias injectionibus pervium esse , atque demum acidis mineralibus terra spoliatum in parenchyma cartilagineum, ut cætera quæque genuina ossa, acidis mineralibus infusa, resolvi. Prætereà minùs iidem animadvertisse videntur, si fortè contigerit, ut ossa olim *callo* juncta et instaurata rachitide cùm mollitudine corripiantur , evenire ut *callus* , haud secus ac cætera ejusdem animalis ossa, mollescat tumeatque præter naturam.

Calli adhuc mollis, ac prorsùs cartilaginei de superficie tibiæ adulti hominis paulò post obitum portionem quatuor circiter pollices

---

(1) Tab. III, fig. I. c c.

longam , unum latam , flexilem et cultro facile scissilem detraxi , quàm in spiritu vini asservo , cujus extima facies speciem et habitum gerit crustæ osseæ , interna verò, qua tibiæ inhærebat, reticulatum elegantissimum opus conspiciendum præbet, quòd primò intuitu haud facile à communi textu celluloso discriminatur. Vitris magnopere augentibus explorata hæc substantia præclare demonstrat *cavernosam* eam esse, ac prorsùs *cellulosam* , tùm verò crebris minutissimis terræ particulis altè imbutam esse atque compenetratam, præcipuè in extima ipsius superficie, qua firmior ut agebam et rigidior est, quàm in opposita facie.

Visu mirabile est in avibus quanta operantis naturæ celeritate et efficacia ex ossibus de industria periosteo maximam partem nudatis mollis *caruncula* propullulat, sanguiferis vasis plurimum referta, quæ porrò in cartilaginem primùm , mox in tenuissimum quoddam osseum gossypium subtiliter cum extùs tum intùs reticulatum convertitur.

Eadem pericula et in junioribus felibus à me instituta, quamvis non ità celeriter ut in avibus, tamen eumdem exitum habuerunt.

Porrò tibiam felis, ex qua, post ablatum

per duas tertias partes totius ambitus ac
longitudinis periosteum, mollis *callus* excre-
verat, in acido muriatico maceravi tamdiù,
quousquè totum os flexile ac pellucidum
evaderet. Conjecto deinceps eo osse in oleo
terebinthinæ, reperiebam *carunculam*, seu
futuri *calli* rudimentum cartilaginei ossis
moduli continuitatem fuisse, ac proptereà
nihil aliud quàm cartilaginei parenchymatis
tibiæ germinationem ac intumescentiam. Rem
eamdem palam vidi in adulti hominis tibia,
ex quâ post vastam, antè duos menses quàm
vitâ excederet, partium mollium ac periostei
dilacerationem, *caruncula* satis abundè pro-
pullulaverat, cujus carunculæ pars cœperat
jam in os se convertere. Nam tota tibia, de
qua agitur, haustu acidi mineralis terra spoliata, ac pellucida reddita, apparuit tùm per-
fectum jam *callum*, tum ipsam *carunculam*
unum idemque corpus cum totiùs tibiæ parenchymate constituisse, videlicet nucleum
tibiæ cartilagineum in eum *callum* expansum
et quadantenùs extrà ordinem productum,
porrectumque extitisse.

In altero fele, cujus tibia, per multam
latitudinem longitudinemque avulso periosteo, *callo* recens genito intumuerat, arteriosa

vasa subtiliter ceracea rubra materie cum replevissem, repertum est, eum *callum* rubro colore læte nitentem fuisse, eoque ipso colore à reliquo tibiæ osse distinctum. Cum verò totam hanc tibiam acidis liquoribus terra solutam, mollitam et pellucidam factam, ac in oleo terebinthinæ demersam luce adversa inspectarem, detegebam manifestò *callum* ingenti vasorum sanguiferorum copia scatere.

Callum autem germinationem et intumescentiam esse *textus cellulosi parenchymatis ossium*, præter ea quæ hactenùs exposita sunt, illud quoque suadet, quod, sivè genesin *calli* et ossificationis processum, sivè penitiorem ipsius texturam, quando confectus est, spectemus, pleraque omnia reperimus in *callo* cum primæva ossium evolutione, ipsaque ossificationis ratione communia. Nam *caruncula* haud quidem terrâ affatim importata obdurescit, sed quemadmodùm in formatione ossium in pullo incubato, ibi *caruncula* terram recipit, quà primum sanguifera vasa deducta, ampliataque sanguini vehendo, ciendisque simul terreis particulis apta suscipit; cujusmodi vasorum conditio quoniam inæqualiter locum habet cum in modulo ossium cartilaginea, tum in

caruncula futuri *calli* rudimento , hinc necessario fit , ut in utrisque sub prima ossificatione exiguæ veluti glebulæ nullo servato
ordine exoriantur , quæ deinceps in unum
congregatæ modulum ossium cartilagineum
in embryone , *carunculam* autem post fracturas obruunt , atque absumunt. Quampri-
mum verò *caruncula* ossefacta penitus est ,
reperimus *callum* , haud aliter ac sub primæva ossificatione in pullo incubato , *gossypiaceum* totum esse , *reticulatum* , *spongiosum*
ac per totam sui altitudinem æque levem , ac
rarum ; deinceps eum , quasi quis manu com-
prehensum stringeret , arctatis sensim magis
reticulati operis cancellis , videmus obdures-
cere et crustam corticemve extùs induere ,
qui cortex , ut in ossibus embryonum qui ad
maturitatem vergunt , eo magis in altitudinem crescit , quo *reticulatæ calli cellulosæ
texturæ* vis et copia decrescit (1).

---

(1) Ad eumdem ferè modum in ulceribus , quoties-
cunque textus cellulosus subcutaneus vehementer
intumescit et extollitur suprà cutem , pressione et
adstringentibus remediis represso eodem textu, cor-
repto , ac durato ; cicatrix inducitur, cujus, quemadmodùm in cortice ossium ; tanto major altitudo ac

Planè eodem atque *calli* est *exostosium* origo. Etenim hisce in casibus ossis superfi-

---

densitas est, quanto plus de extuberante ac tumente præter modum textu celluloso reprehensum ac densatum est (*h*).

(*h*) Hæc calli theoria ab autore prorsùs explanata, non alium commentarium exposcit; nec ullum mihi dubium est quin huìc chirurgorum concentus facilè assentiatur. Attamen hæc addenda censeo. Ruptorum ossium extremitates ritè approximatæ eadem ac partes molles per primam intentionem uniendæ phænomena præ se ferunt. Ex vasis capillaribus disruptis sanguis paucus ex utràque fragmentorum superficie fluit; et sanguis ille præsertim moleculis rubris, fluido seroso, et *lymphâ quâdam coagulante* componitur. Duarum partium priorum absorptionis ope, tertia sola remanet, fitque *medium uniens* immediatum quod æquè vita pollet ac quòd absorbetur. Sed haud immeritò inquirendum est an, in casu simplicissimo de quo agitur, *lympha coagulans*, quæ primordialem operat unionem, ex sanguine separetur quem vasa disrupta deponunt; vel etiam ipsâ superficie textus cellularis exsudet. Ea est Joannis *Hunteri* opinio firma et stabilis, quam eò libentiùs protulit, quò abundantior hæc *lympha coagulans* apparet; secerniturque, quandiù partes vicinæ inflammatione corripiuntur. Verum enim vero, si quis attentus fasciam perpenderit vulnerum quorum curationi suppuratio necessaria censetur, is constanter percipiet linea-

cies periosteo soluta ad exiguam licet altitudinem terra fuerit orbata , proin mollis facta,
tamen ex nudato illius loci parenchymate ,
caruncula progerminat , quæ assiduis humo-
rum impulsionibus producta atque aucta ,
suscepta demum terrà rigescit , atque tumo-
rem gignit , cujus penitior fabrica (1) ne

---

menta carpta adhærere, et hujusce adhæsionis causam
reperiet in lymphâ quâdam cujus vis coagulans à solâ
abundanti suppuratione vinci poterit. Visne hanc
ideam extendere ampliùs ? Tunc tanquàm superficie-
rum ossium ritè approximatarum *medium uniens*, hæc
lympha coagulans deprehendetur : sed in partibus
tantà duritie conspicuis, quânam ratione secernitur ?
Ad hunc scopum necesse est absorbens systema factum
vividius magisque famelicum , particulas terreas à
parenchymate exsugere : atque devorare dùm læsionis
ope, actio vitalis augetur. Tunc illud parenchyma sub
carunculæ seù vesiculæ carneæ formà expanditur ;
circulatio capillaris promptior necnon acceleratior fit;
vasa sanguinea attractione mutuà coadunantur inoscu-
lanturque ; denique lympha coagulans, quantum satis,
secernitur; et unio primordialis per primam intentionem dicta , operatur. Indè vis vitalis integra vergit ad
præparationem, ad assimilationem phosphatis calcarei
cujus effectus in eo consistit , ut vascularem, æquè ac
alia ossa, organisatum callum planè solidescat. (*Editor.*)

(1) Tab. III , fig. II. b b.

minimum quidem ab ea , quæ ossium propria est, discrepat , si excipimus eum tumo-
rem interdum propter consueto majorem
terræ copiam, quam suscipit, ipso osse , à
quo germinavit, duriorem esse. Loquor de
vera et legitima exostosi , cui licet sub morbi
initio virosum quoddam principium occasio-
nem et causam præbuerit. sponte tamen virus
illud vel opportunis remediis subactum non
obstiterit, quominùs ex emollita ossis superficie propullulans *caruncula* nutritium gluten
cum terreo principio susciperet et simul osseam naturam indueret. Paucis retrò annis
tibiam cum fibula propè genu , quod magna
exostosi tumeret , in homine quadraginta circiter annorum , propter alias causas , quas
in præsens non interest recensere , consueto
infrà rotulam loco in ipsa *exostosi* amputavi.
Vulnus brevi sanatum fuit, nihilque obstitit
exostosis , quominùs resecta ossa cum tegu-
mentis cohærerent , firmaque obducerentur
cicatrice (*i*).

(*i*) Quicumque generationem calli , necessariam-
que parenchymatis ossei expansionem , et auctam
vasorum absorbentium actionem , nec non inflam-
mationis cutaneæ, textus cellularis phænomena , iterùm atque iterùm in mente revocaverit, is de meca-

Quò naturæ opificio *callus* gignitur , eodem ferè et *caries* à sano osse excutitur.
Nempè in finibus sani tabidique ossis , vasorum lymphaticorum vi, terra absorpta , ex
nudato ibidem terreis moleculis parenchymate *caruncula* erumpit , quæ emolientibus
blandisque topicis tractata ultro se efferens
cariosum os à sano undequaque sejungit ,
atque expellit. Quod ubi factum est , *caruncula* , quæ , ut demonstravimus , admodum
vasculosa est priusquàm penitus ossescat cum

---

nismo exostosis efformandæ rationem facillimam sibi
suppeditabit. A viru quodam irritatar parenchyma
osseum , sensim expanditur , ac sensibilitate organicâ
exquisitiori donatur. Indè dolores genio peculiari
oriuntur qui miro modo crudeliter ægrum torquent.
Ita exsurgit exostosis quæ ferè eodem modo , ac partium mollium inflammatio terminatur.

Adest resolutio perfecta , quoties prava sympto-
mata cessant omninò, suumque primum volumen os
recuperat , quin ullum morbi vestigium ampliùs re-
mancat. Per indurationem contrà terminatur , exostosis, quando tumor indolens super est ; absque ullo
incremento vel decremento, quique , totâ vitâ , per-
sistit innocuus. Variat exostosium consistentia , undè
variæ species à medicis stabilitæ : postremò non nun-
quam suppuratio animadvertitur. Eodem modo rela-
tivo illa procedit ac omnes abscessus alii. Quos causa
quæcumque progignit. (*Editor.*)

circumpositis mollibus partibus , ipsaque cute anastomosin et coalitum init ; ob quàm causam, versa deinceps ea *caruncula* in os, reperimus post absolutam curationem, tegumenta cum subposito osse concreta esse , atque iis inductam cicatricem densam esse , atque concavam.

Idcircò præter anatomicam administrationem et observationes circà ossium formationem in embryonibus , eorumdemque structuram in adultis animalibus institutas , morbosæ quoque ossium affectiones , quarum præcipuas memoravi, ostendunt, penitiorem durissimorum horum organorum fabricam à structura et proprietatibus textus cellulosi haud magnoperè discrepare, si excipimus , communem textum cellulosum et mollissimum esse et succosum , ossium verò cellulosam compagem , propter terram , quàm mature in embryonibus suscipit , rigescere , ac majus in dies , nova subindè terræ additione , robur ac densitatem adipisci. Nihilominùs certum pariter est , ubi primum cellulosa ossium textura terreis moleculis spoliatur , flexilem eam , ductilemque, ut pleræque aliæ animalium partes, quæ molles et distensiles appellantur , evadere , et communem

cum

cum molli textu celluloso ad intumescendum
facultatem , atque aptitudinem nancisci. Et
quemadmodùm in ulceribus , quæ ab impe-
rito chirurgo oleosis et laxantibus remediis
diutiùs, quàm res postulat , deligantur, textus
cellulosus subcutaneus fungosæ carnis specie
intumescit et suprà cutem extollitur , ità , secundum naturam in ossibus , ubi primum
cellulosus eorum textus terra spoliatus est ,
idem vi vitæ et fluidorum impulsionibus in
carunculam extollitur , atque progerminat .
quæ nodo fractorum ossium cuspides simul
feruminat , modo osseæ substantiæ deperdi-
tionem mirifice instaurat. Proptereà , quod
summus olim Hallerus docuerat , telam cellulosam in animalium formatione maximam
conferre symbolam , quià membranæ sine
exceptione omnes , vasa , quæ cavæ membranæ sunt, viscerum pars maxima , tendines , aponevroses , ligamenta , tegumenta
demum corporis universalia ex tela cellulosa
compinguntur , non modo verum est , sed
et amplo jam huic catalogo ossa quoque addenda esse certis innixus observationibus
contendo.

Quemadmodùm autem ossium penitior
structura se habeat in cæteris animalibus ,

F

amphibiis videlicet , reptilibus, atque piscibus , quærere non prætermisi. Et quidem
in illa immanis magnitudinis bellua , quàm
balænam mysticetem appellant, ultrà quàm
dici potest manifesta est ossium *cellulosa ,
reticulata* fabrica , cum in extimis paginis
ossium capitis et scapularum hujus animalis ,
tum in corticibus maxillæ inferioris , longis-
simisque tignis costarum. Nequè exquisita
admodum oculorum acie opus est ad fabricam eamdem detegendam in corticibus ossium *delphini phocænæ;* quandoquidem in
hoc animante *reticulatus* corticis ossium
textus eo magis in propatulo est , quod mo-
dica in eo terræ quantitate obruitur., atque
cæmentatur. Eadem structura manifestissima
est in ossibus *testudinis marinæ et reptilium*
utriusque ordinis. In piscibus cartilagineis ,
squalo videlicet , *rana piscatrice , raja tor-
pedine ,* aliisque id genus animantibus, quorum ossa , subducta ratione , minore etiam ,
quàm in *delphino ,* terræ quantitate imbuta
sunt , *reticulata textura* corticis longè magis
quoque est conspicua. Et in squamosis piscibus , singillatim in *lucio pisce ,* tametsi ossa
prædura sint , et multa scateant terra, tamen
cellulosa fabrica utrobique in hoc piscium

ordine spectabilis est, et ramosis tractubus
ad angulos acutos simul concurrentibus mirifice eleganterque *reticulata*.

Salutares mutationes, quas superius contingere in ossibus memoravi, quoniam vitæ
viribus, propterea et vasarum actione cientur, consequitur, quod nemo non videt,
ossa, præter lymphaticorum magnam vim,
sanguiferorum quoque vasorum ingenti copia
instructa esse, propterea *vasculosa* magis
esse ossa, quàm qui in subtilioribus anatomicis disquisitionibus nondùm satis versati
sunt animo concipere aliquando possent.
Jamdiù quidem Cl. ALBINUS (1) docuerat per
crebra illa spiracula HAVERSII ingentem vasorum numerum ex periosteo in ossium corticem meare, eademque vasa cum ejusdem
generis aliis, quæ in meditullio proserpunt,
anastomoses inire, iis videlicet, quæ nutricia
proprie appellantur, et per peculiares cuni-
culos statis sedibus ossium crusta trajecta,
in cavum medullare vadunt, membranulas-
que medullam succingentes subtilissimis di-
ramationibus instruunt. Sed ALBINUS, dum
hæc scribebat, arbitrabatur sanguifera vasa

---

(1) *Academ. Annotat.* Lib. III, tab. V, fig. II.

corticis ossium Haversii poros vix ingressa
per rectas lineas inter strata lamellarum et
tabulatorum incedere, quod sanè et à natura
ossium, et à genuina vasorum sanguiferorum
distributione per ossium corticem, quàm
alienissimum esse certus scio. Siquidem in
ossibus tenerrimorum foetuum, qui nondum
maturitatem adepti erant, sanguifera vasa
cum tenuissima ceracea materie replevissem,
reperiebam vasa periostei poros Haversii
vix ingressa, haud quidem per rectas lineas
incedere, sed datis crebro acceptisque ramis,
reticulatam corticis texturam circumse-
pere (1) atque brevissimis inter se intervallis
copulata *reticuli ossei* tractus sequi, atque
perstringere; deinceps, qua cortex ossium
incipit intùs in spongiam meditullii se laxare,
vasa pariter corticis sanguifera flectere se
introrsùm, iisque copulari, quorum truncos
certis sedibus medullam adire suprà moni-
tum est (2). Ob quàm vasorum distributio-
nem in ossibus factum sapienti naturæ con-
silio videmus, ut simul penitior corticis textura multo sanguine allueretur, simul per

---

(1) Tab. I. fig. VI, a a.
(2) Ibid. b b.

innumeras ferme anastomoses amplum et multiplex commercium inter sanguinem externi periostei, atque illum, qui medullam irrigat, extaret. Hanc ipsam vasorum sanguiferorum in ossibus distributionis rationem, quàm injectiones patefecerunt, adnotaveram jam in pullo incubato die decima sexta, quando nimirùm *zonæ rubræ*, quæ femoris ac tibiæ extremum utrumque ambiant, latè expansæ sibimet in centro ossis occurrunt. Nam sub iis circumstantiis, avulso quamvis externo periosteo, cortex tenerrimorum illorum ossium vasculis copiosissimis irretitus tanto rubore suffusus est, ut sanguineo rore quadantenùs adspersus videatur.

Præter ingentem vasorum sanguiferorum copiam ossa et nervos recipere, veritati et analogiæ cæterorum organorum in animali œconomia, et quod ossa nutriuntur et crescunt, proin vitalitate fruuntur, apprime est consentaneum, tametsi nervos in ossibus disseminatos per dissectionem demonstrare nemini facile sit, cum propter eorum nervorum, ut videtur, tenuitatem, tum quod fortasse, quemadmodùm in pluribus aliis partibus organisque, tenuissimi iidem nervi arteriolis coaliti per angusta spiracula subeunt ossium penetralia. Verumtamen , si quid in hac re momenti habent pathologicæ observationes , asserere possum , me non semel in scalpendo , abradendoque cortice ossium in vivis hominibus doloris sensum excitavisse ; tùm verò animadvertisse , *carunculam* quæ ex parenchymate ossium propullulat sensu præditam fuisse ; cujus sanè rei observandæ cum plus una vice , tum nuperrime occasio mihi oblata est longè opportunissima. Nempè in tibia viri , ex qua caries per longitudinem quinque pollicum , latitudinem unius , naturæ viribus recens expulsa fuit , *carunculam* spongia diligenter circumvalatam spiritu vini camphorato cum madefacerem , æger , certè non meticulosus, eum attactum moleste tulit ; paulo post eam *carunculam* apice penicilli spiritu salis ammoniaci madido cum tangerem , æger ingemuit. Atqui ea *caruncula* nihil aliud est , quàm ipsum os terra spoliatum , quæ porrò si sentit , os insensile prorsùs esse , nervisque penitus destitutum absurdum profecto foret asserere.

Cæterum ad scientiam penitioris fabricæ ossium pertinent quæstiones ; num ossa cranii fœtus *diploe* careant , necne ; tum vero , num in nonimestri fœtu pituitæ narium sinus ossei, *frontales* nimirum, *ethmoidei*, *maxillares*, *sphenoidei* penitus desiderentur ; nam de utraque re inter anatomicos ambigitur.

Et quatenùs ad primam quæstionem, si quis ossium cranii humani fœtus, illius imprimis, qui perfectam maturitatem nondum adeptus est, sectionem perpendiculariter institutam (1) diligenter perlustrare voluerit, optimis præsertim vitris adjutus, rem propè singularem, et notatu dignam reperiet ; videlicet *reticulatam cellulosam* ossium cranii fœtus texturam, qua facie caveam cranii spectat solidam, glabram et compactam esse (2) atque in eam tabulam jam abiisse, quàm anatomici *vitream* appellant ; contrà autem eadem cranii ossa fœtus, qua facie pericranio extùs teguntur, *reticulata, levia* et *gossypiacea* adhuc remansisse (3), levique osseo tomento quadantenùs obducta. Edito autem in lucem fœtu, multoque magis in puerulo leve hoc *reticulatum tomentum*, adductis simul sensim sensimque magis can-

(1) Tab. I, fig. V.
(2) Tab. I, fig. V, b b.
(3) Ibid. a a.

cellis areolisque, adstrictum, stipatumque factum, in crustam tenuem sub pericranio obdurescit, quæ porrò crusta, propterea quia totam *reticulatam* osseam substantiam, qua extùs cranii ossa cooperiuntur, non absumit, quidquid de eo osseo *reticulo* superest inter duas paginas osseas coercitum *diploe* nomen sumit. Quod si progrediente ultro ossificatione media, quæ inter duas modo memoratas paginas superest, *reticulata cellulosa* textura alterutræ laminæ ossium cranii, internæ videlicet vel externæ, accesserit, tunc ossa cranii, in adultis hominibus, *diploe* quidem penitus carent, sed duritiem constanter, altitudinemque consueto majorem aquirunt. Quapropter tantum abest, ut fœtus ossa *diploe* careant, ut potiùs dicendum sit, id omne quod in extimam ossium cranii superficiem facit, statim sub pericranio, nihil aliud esse, quàm *diploen*.

Sinus pituitæ narium osseos quod attinet, inter presectores, qui hasce caveas in nonimestri fœtu penitus abesse affirmant, (sunt autem plerique anatomicorum, qui ità sentiunt) nonnulli horum receptaculorum in adultis formationem absorbentium lymphaticorum actioni acceptam esse, eoque refe-

rendam docent. Nam inquiunt, *in ipsa substantia ossis frontis, ossis ethmoidei, ossis
spheno - basilaris, ossis malæ, ablata è
substantiæ medio materie ossea et adposita
orbi marginum nova, ampla cava gignuntur.*
Fatebor quidem libenter plura, et præclara
extare testimonia, quibus eximia hæc lym-
phæ ductuum in absorbendis cum fluidis tum
solidis, animalium partibus facultas luculentissimè ostenditur, et comprobatur. Nihilò
tamen secius, hac etiam ultro concessa lym-
phaticis vasis facultate, haud satis causæ
reperio, propter quàm absorbentia vasa non
quidem indiscriminatim toto capite osseam
substantiam hauriant, sed quibusdam tantum
locis calvariam et maxillam superiorem effo-
diant. nequè utrobique, sed certis quibusdam constitutisque locis, scrobes in ossibus
capitis ducant. Verumtamen, hisce disquisitionibus, atque dubitationibus prætermissis,
non possum quin mirer vehementer, recen-
tissimos quoque osteologiæ scriptores pro re
certa et explorata tradere, sinus pituitarios
in nonimestri fœtu penitus desiderari, minimè
recolentes. ALBINUM Cl. horum sinuum ple-
rosque in nonimestri fœtu descripsisse, atque
nitidissimis adjectis iconibus illustravisse. Et

quidem in nonimestri fœtu *cellulas ethmoi-*
deas, quemadmodùm ALBINUS eas delinea-
vit, præ oculis habeo (1) ; *maxillarem si-*
num (2), et spheno-basilarem (3) in noni-
mestri fœtu , habita ratione magnitudinis
totius capitis relata ad adultum hominem ,
satis distinctos et patulos video ; quin etiam
spheno basilarem sinum in hac tenera ætate
non modo inchoatum , sed et extante in medio ipsius sinus ligula in duos loculos mature
jam diremptum conspicio. Solus *frontalis*
sinus ille est , cujus rudimenta adhuc obscura
sunt in nonimestri fœtu , non quod penitus
desit , sed quia per eam ætatem sinus frontalis non satis distinctus est à *cellulis ethmoi-*
deis, quod suadere videntur sima in fœtu
nasi radix , et in adulto homine *frontalis si-*
nus cum *cellulis ethmoideis* continuata series,

Sunt videlicet sinus narium pituitarii , ut
pleræque aliæ animalium partes , quæ deli-
neatæ quidem in embryonibus sunt, sed non-
nisi cum totius animalis incremento evolvun-

---

(1) *Icones ossium fœtus.* Tab. II , fig. VII. b, fig.
VIII , b. c.
(2) Ibid. Tab. V, fig. XXIX. i.
(3) Ibid. Tab. IV. b.

tur. Cui efficiendæ rei , præter eximias illas vires , quibus singulorum organorum in animalibus nutritio et amplificatio cientur et conficiuntur , multum ad sinuum pituitæ evolutionem et incrementum conferre puto eam animalis œconomiæ facultatem, propter quàm ossium primæva illa *reticulata, levis, cellulosa* textura processu temporis certis ossium sedibus se adstringit , et in compactum corticem vertitur , alibi vero in iisdem ossibus laxatur ampliùs, et in spongiam ultro expenditur et intumescit. Nempè primo in casu mechanica necessitate contingat opportet , ut contracta in unum ossea spongia et in duram quidem , sed tenuem crustam versa , cavea , quàm ea spongia ossea intercipiebat , amplificetur. Certè id manifestum est in ossibus cylindricis , quæ ossa in embryone per totam ipsorum altitudinem spongiosa et gossypiacea , quàm primum rigescere in medio incipiunt et corticem conficere , fistula simul intùs incipit apparere. Id ipsum præter enunciatas superius causas , locum habere in evolutione et incremento sinuum pituitæ narium , videlicet ætate crescente horum sinuum capacitatem ampliorem sensim magis evadere quo circumfusæ sinubus iisdem spongiæ altitudo , ea copia decrescit , ipsaque ossea spongia in compactos sinuum pituitæ parietes vertitur , vero similimum est. Qua de re minùs erit dubitationi locus capitibus osseis per varias ætates à nonimestri fœtu ad adultum attente perlustratis , in quibus manifestissimum est , sinuum pituitæ amplitudinem inversa prorsùs ratione se habere ad copiam osseæ spongiæ , seu cellulosæ osseæ substantiæ , qua in fœtu eæ caveæ circùm valatæ sunt. Hisce autem causis incrementum sinuum pituitæ promoventibus , quas *primarias* lubet appellere , *secundarias* quasdam alias accedere arbitror à mutata figura et positione , quàm vicina ossa in embryone habebant , pendentes. Nam turbinati supremi et medii aucta in puerulis convexitas à parte septi narium *cellularum ethmoidearum* expansioni favet ; et dentium molarium in pueris eruptio cum adaucta retrorsùm arcus alveolaris convexitata *sinus maxillaris* amplitudini plurimum conducit, cujus rei documento est, decidente dentium molarium ordine , subsidenteque retrorsùm arcu alveolari, *sinum maxillarem* valdopere arctari. Et nasi radix cum frontis glabella in pueris se attolens, et superiores cel-

lulas ethmoideas quadantenùs secum rapiens
sursùm facit, ut quæ inter eas cellulas maximè
superiores sunt , sedem novam et nomen à
fronte recipiant, undè *frontales sinus* appellantur. Quibus omnibus , si quis aëris quoque
inter respirandum ultro citroque per sinus
meantis impulsiones adnumerare voluerit,
ei quidem ego haud magnoperè refragabor.
Huic commentario finem impono, eos, quibus
plurimum interest ossium humani corporis
articulationes novisse , admonendo, ut in
hujusmodi disquisitionibus recentissimorum
cadaverum ossa , et suis adhuc flexilibus li-
gamentis instructa et revincta adhibeant.
Namquè rerum usus me docuit , hoc à pro-
sectoribus posthabito præcepto evenisse, ut
errores nonnulli circà articulationum ratio-
nes in humana anatome irrepserint, quorum
unum vacat in præsens indicare , atque
emendare.

In exsiccatis nimirùm ossibus, ligamento-
rumque apparatu spoliatis , spectata capitis
femoris cum acetabulo formæ convenientia
et susceptionis ratione , nemo cum celebrio-
ribus anatomicis non dixerit , licere homini
femur in omnes plagas expeditè movere ,

seu flectere femur, extendere, adducere ad
alterum femur , adducere. Verumtamen au-
deo asserere , nihil magis certum esse , quàm
nobis minimè concessum esse femur extendere , id est *retrò lineam totius corporis
perpendicularem urgere.* Nimirùm stantes
altero pede , si sublatum alterum femur re-
trahere conamur retro lineam totius corporis
perpendicularem, id facere omninò non possumus; et si quid in hac re proficere vide-
mur, id tantùm est, quantùm pelvim atque
totum truncum flectimus in priora suprà
juncturam femoris. Enim vero obstat extensioni femoris capsularis ligamenti inæqualis
crassities , et insertionis in collum femoris
peculiaris quædam hujus ligamenti dispositio. Scilicet capsulare femoris ligamentum
interiora versus ; quà musculis psoas et iliaco
interno subest, valdè tenue est , tenuissimum
idem in posteriora , qua musculo quadrato
tegitur. At vicissim qua capsulare femoris
ligamentum in priora spectat crassissimum
est et firmissimum, idemque non recta deor-
sùm , sed obliquo incessu ab exteriori loco ,
qui est suprà acetabuli supercilium , in inte-
riorem plagam radicis colli femoris inter

duos trochanteres inseritur (1). Propter
quàm insertionis rationem fit, ut dùm conamur femur urgere retrorsùm, ligamenti
capsularis pars prior posteriori densior,
firmiorque ultro se intorqueat, et intendatur
acriter, exindeque extensionem femoris *retrò lineam corporis perpendicularem* penitus prohibeat. Id autem potissimum à peculiari hac ligamenti capsularis femoris infle-
xione, et crassitudinis ligamenti de quo
agitur inæqualitate pendere illud imprimis
ostendit confirmatque, quod incisa ligamen-
tosa capsula capitis femoris à parte forami-
nis *ovális*, atque per eam fissuram cultro
intrà articulum adacto, ità ut coxendicum
ligamentum alterum *teres* dictum exscinda-
tur, femur nihilominùs, in recentissimo
quamvis cadavere, ne hilum quidem *retrò
lineam corporis perpendicularem* urgere
possumus. Quantoperè autem hæc conduc-
cant ad clarius assequenda ea, quæ in statu

---

(1) WEITBRECHT. *Syndismologia.* Tab. XVIII, fig.
53. Zona anterior hujus ligamenti secundùm naturam
oblique magis à posterioribus in anteriora fertur,
quàm in ea tabula delineatum est.

sano ad mechanicam pertinent stationis,
gressus saltusque, in statu vero morboso
ad diagnosin et curationem luxationis femoris, nemo vel leviter harum rerum gna-
rus non videt.

TABULARUM

TABULARUM EXPLANATIO.

TABULA I.

FIG. I.

Tibiæ adulti hominis bifariam in longitudinem diflissæ pars altera.

FIG. II.

Altera ejusdem tibiæ (*Fig. 1.*) pars,
acido minerali terreis particulis exuta, deinceps longa in aqua maceratione in *reticu-*
latum cellulosum tomentum undique con-
versa.

a a. b b b b. Tibiæ durus cortex *celluloso*
prorsùs contextu factus, nullo laminarum
neve tabulatorum in eo apparente vestigio.

FIG. III.

Os *parietale* fœtus perfectam maturitatem
nondum adepti, in quo *reticulata* ossea
textura ex brevissimis tractubus ad acutos
angulos simul concurrentibus facta manife-
tissima est, tum vero præclarè in eo patet,
quantòperè à veritate recesserint, qui hac-

G

tenùs docuerunt *parietalia* ossa fœtus ex fibris constare à centro ad peripheriam porrectis.

F I G. I V.

a. Exigua particula ossis *parietalis* fœtus septimestris.

b. Eadem vitris acutissimis in magnam amplitudinem aucta, in qua videre est, extimam ipsius faciem, qua nimirùm pericranio tegitur, eleganter reticulatam esse.

F I G. V.

Ossis *temporum* fœtus septimestris lente vitrea multum aucti sectio perpendicularis, in qua conspicere licet, faciem ossis externam, seù statim sub pericranio (a a) totam *reticulatam* et *cellulosam* esse, internam vero (b b) qua idem os spectat caveam cranii, compacta, stipata lamina, quam *vitream* anatomici appellant, factam.

F I G. V I.

Portio corticis ossis radii fœtus septimestris acutissimis vitris magnoperè amplificata; quippè nudo oculo spectata quatuor lineas longitudine, altitudine autem dimidium lineæ vix æquabat. In hac corticis ossei particula, cujus vasa arteriosa subtilissimè fuerant cera

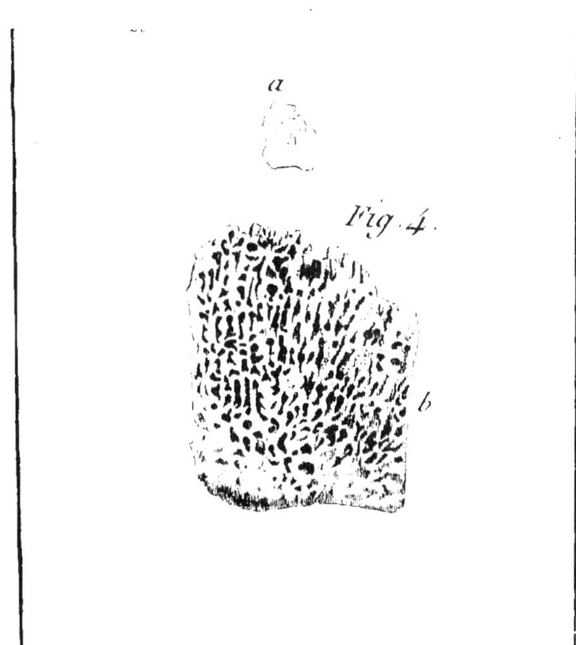
a
Fig. 4.
b
Grave

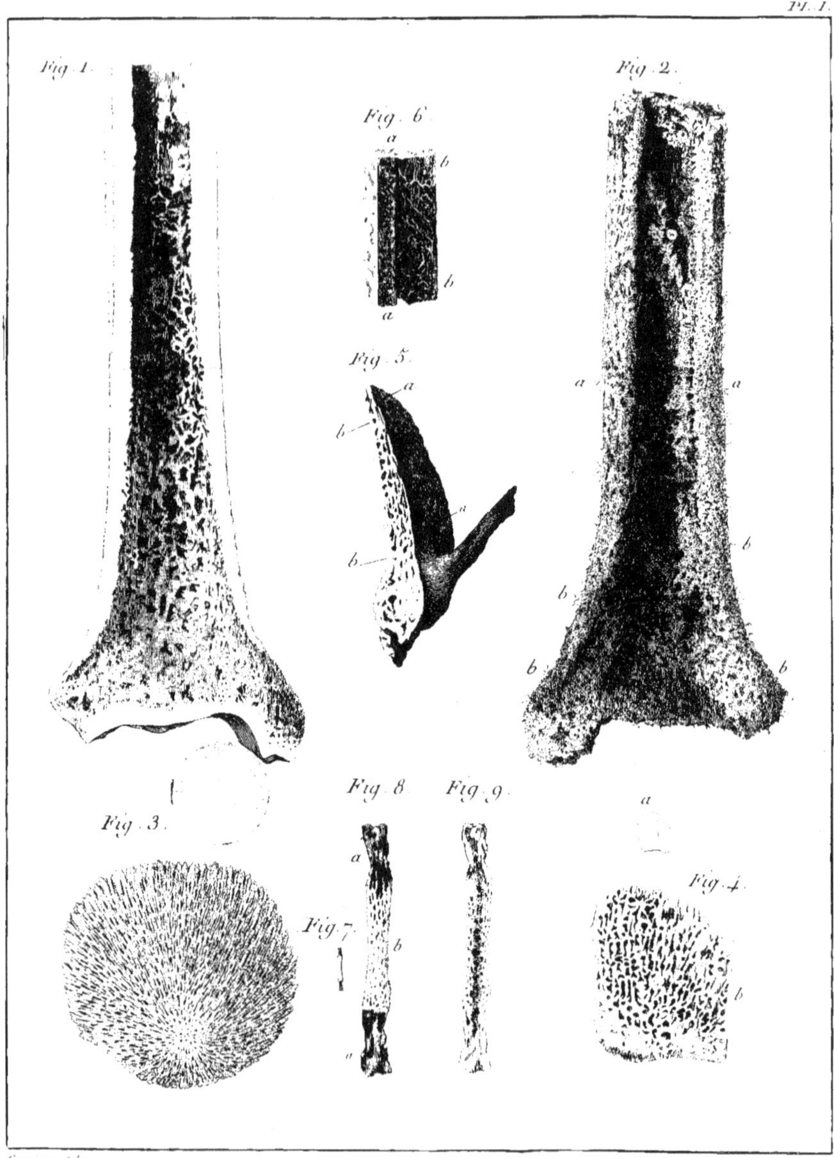

Fig. 1.
Fig. 2.
Fig. 6.
a
b
b
a
Fig. 5.
a
b
a
b
a
a
b
b
b
a
Fig. 3.
Fig. 8.
Fig. 9.
a
b
Fig. 7.
a
a
Fig. 4.
b

repleta , liquido apparebat , sanguifera vasa
in ossibus minimè per rectas lineas inter fic-
tas quasdam laminas et commentitia tabulata
incedere , sed eadem sanguifera vasa *reticulato* corticis *operi* altè intertexta esse (a a)
ac tandem in cavum medullare prodeuntia
(b b.) cum meditullii sanguiferis vasis crebras
inire anastomoses.

F I G. V I I.

Tibia pulli gallinacei adhuc in ovo degentis ;
die videlicet decima quarta ab incubatione.

F I G. V I I I.

Eadem pulli tibia magnitudine valdè aucta.
a a. Extremitates tibiæ cartilagineæ stri-
gosæ , exsiccatæ.
b b. Media tibiæ pars ossefacta , eademque *tenui osseo reticulo* conflata.

F I G. I X.

Idem tibiæ pulli os secundùm longitudinem diffissum , cujus parietes per totam
ipsorum altitudinem *gossypiacei* duntaxat ,
reticulati ac *cellulosi* sunt , nullo in iis apparente indicio laminarum , aut tabulatorum.

G 2

TABULA II.

FIG. I.

Tibia adulti hominis , terra ac humiditate spoliata, mox in oleo terebinthinæ conjecta è adverso lumine spectata. In hac præparatione, propter summam objecti pelluciditatem , *reticulata* totius ossis *textura* , singiltim vero duri corticis (a a a) præclarè distinctèque visebatur.

b b b. Ejusdem tibiæ partes nonnullæ, quæ acidis mineralibus non satis fuerant subactæ et in cartilagineum parenchyma conversæ.

FIG. II.

a a. Tenelli canis tibia , cujus in fistula medullari , dùm viveret , foramine facto , (b) fila carpta de industria intùs aducta fuerunt, vastata medulla. Circà quadragesimum ab hac operatione diem repertum est, corticem tibiæ (a a) , qui in tenello illo cane lineæ dimidiæ crassitudinem vix æquabat , in spongiam osseam intumuisse sex et amplius linearum altitudine.

FIG. III.

Pueri quinquennis rachitide cum mollitudine ossium decessi tibia. Hæc in oleo tere-

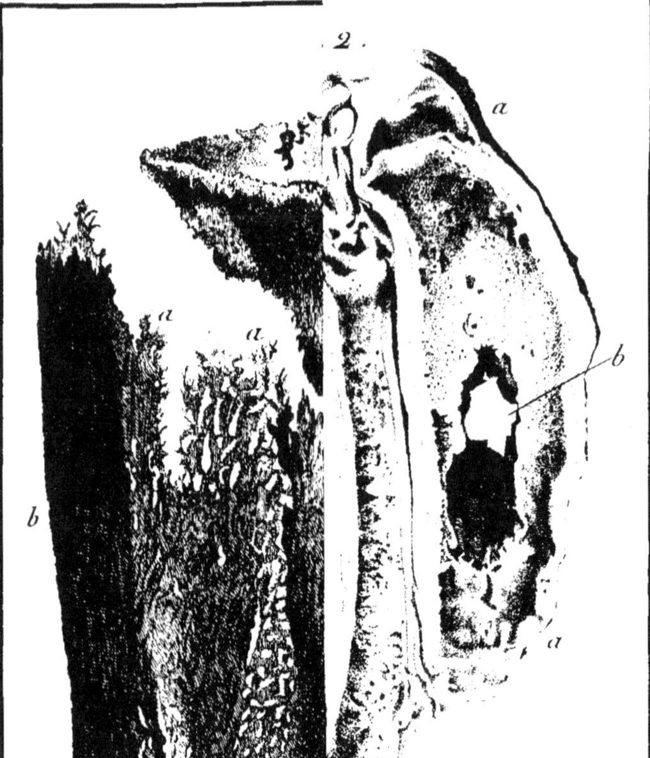
2.
a
a
a
b
b
a

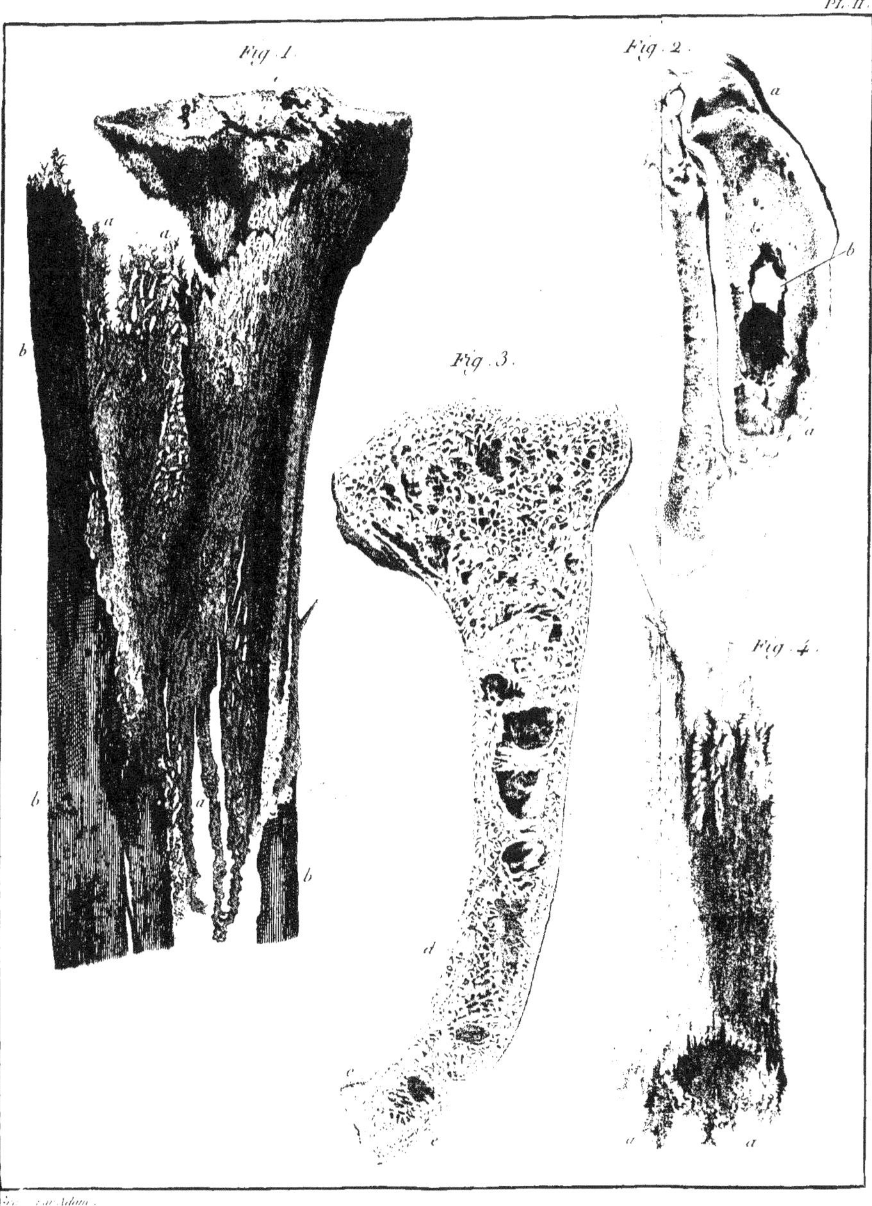

Fig. 1.
Fig. 2.
Fig. 3.
Fig. 4.
a
b
a
b
a
b
a
c
d
e
a
a

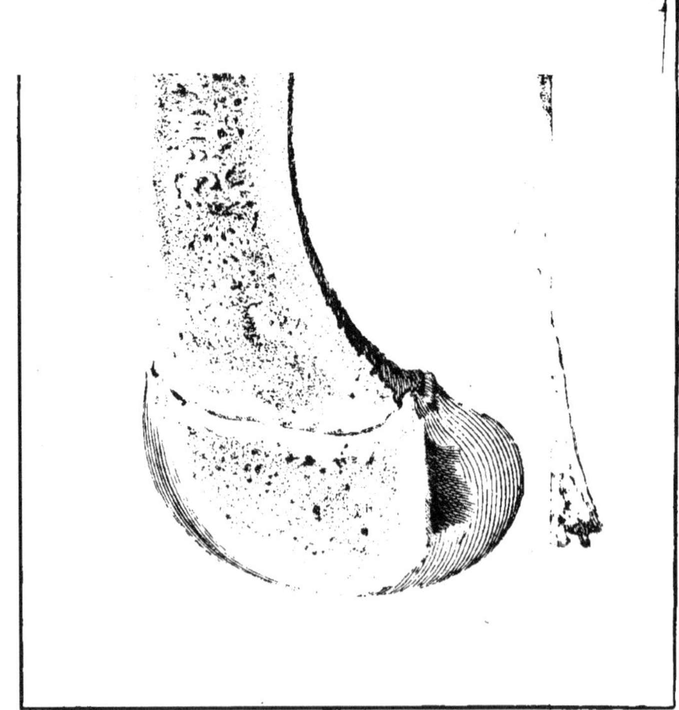

Gravé par Adam.

binthinæ, absque ulla alia administratione, demersa, omninò ut ossa, è quibus terra acidorum mineralium hausta elicita fuit, pellucebat. Levis valdopere erat et facile scissilis, sectaque in longitudinem tota undique spongiosa intùs reperta est, ipseque cortex (d e e) *reticulato celluloso opere* factus manifesto conspiciebatur.

F I G. I V.

Osseus cortex ex medietate tibiæ adulti hominis, qua solidissimus et firmissimus est, desumptus. Idem, subducta acidis mineralibus terra, suspensus in spiritu vini, *reticulatam texturam* quam luculentissimè patefecit, nullo in eo vel exiguo apparente tabulatorum vestigio.

a a. Fimbriæ cellulosæ corticis ossei, textui molli celluloso valdè affines.

T A B U L A L I I.

F I G. I.

Molossi femur *callo* post fracturam instauratum. Cum adhuc tenellum animal esset, femur ipsi fregeram. Anno post, cane ob alias causas necato, atque femore eodem, serra per medium secundùm longitudinem ducta, diviso, repertum est, *callum* (c c) eadem

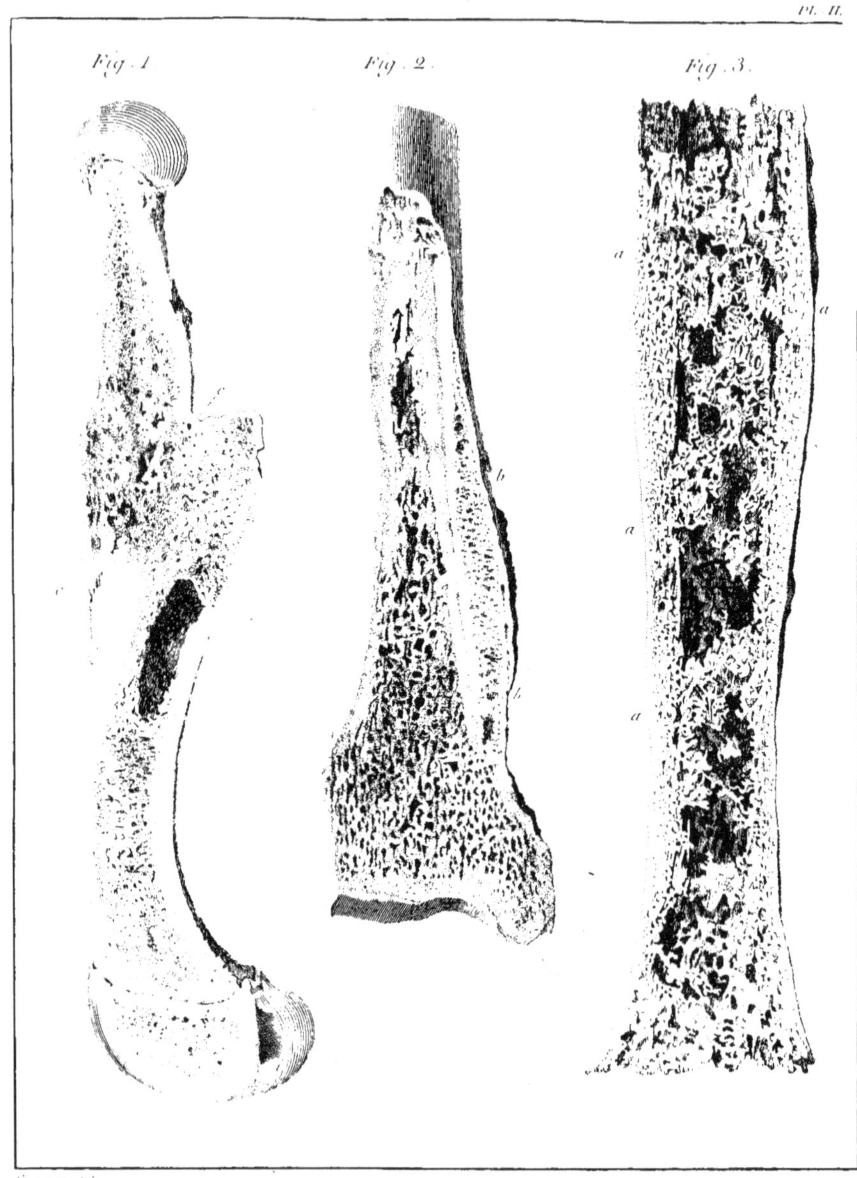

Fig. 1.
Fig. 2.
Fig. 3.
a
a
a
a
b
b

proportione qua reliquæ femoris partes incrementum sumpsisse, atque porrò durum ipsius ossis corticem, circùm *calli* regionem, vitæ et circulationis viribus in spongiam laxatum intumuisse adeo, ut et continuitatem substantiæ atque texturæ cum ipso *callo* constitueret, et amplitudinem totius ossis in sede fracturæ cum firmitudine augeret.

F I G. I I.

b b. Tibiæ adulti hominis *exostosis*, ex emollita vi morbi ossis superfie exsurgens, mox blandis advectis humoribus et terræ additione obdura. Penitior hujus tumoris fabrica ostendit exostosim genuino ossi quam simillimam esse, seu potiùs ossei parenchymatis expansionem esse atque intumescentiam.

F I G. I I I.

Necrosis tibiæ adulti hominis ob tabem illatam fistulæ medullari oborta. Os leve erat præter consuetudinem et, serra nullo negotio per medium ipsius ducta, scissile. Durus, qui olim ejusdem ossis cortex erat, nunc soluto *reticulato* textu *celluloso* in *spongiosam* substantiam mutatus conspicitur, (a a a) qua ossea spongia meditullii jacturam compensare natura annisa est.

MÉMOIRE DE CHIRURGIE,

SUR

LA TORSION CONGÉNITALE DES PIEDS DES ENFANS, ET SUR LA MANIÈRE DE CORRIGER CETTE DIFFORMITÉ.

TRADUIT DE L'ITALIEN

D'ANTOINE SCARPA,

PROFESSEUR D'ANATOMIE ET DE CHIRURGIE PRATIQUE A L'UNIVERSITÉ DE PAVIE.

Quasi ceram fingamus, debemus et manibus in naturalem sedem, et vinculo similiter, non magna vi, sed leniter adducere. HIPPOCRAT, lib. de articulis, sect. IV, versio MERCURIALE.

I. IL y a déjà plusieurs années que les gazettes, des manifestes, quelques feuilles écrites en style de charlatan, informèrent le public que VENEL en Suisse, TIPHAISNE, et VERDIER en France, JACKSON en Angleterre, usoient avec succès d'un nou-

veau moyen propre à redresser les pieds
tors de naissance des enfans. Ils avoient in-
venté quelques machines particulières, dont
l'application n'occasionnoit point de douleur
ou d'incommodité importante pour ces petits malades; avantage que n'ont point les
bottines dures de cuir, les mécaniques pe-
santes construites en fer, telles qu'on les
trouve dessinées et gravées dans les ouvrages
anciens et modernes des plus célèbres écrivains en chirurgie. En effet, la vérité veut
que l'on convienne de l'action violente et
insupportable de ces instrumens; car elle est
mal calculée pour l'objet qu'on se propose,
et tout-à-fait contraire au dégré de force nécessaire à la correction d'une telle difformité.

II. Il est facile de deviner les motifs qui
ont porté les auteurs que je viens de nommer, à faire un *secret* de leur invention :
mais on ne peut trop féliciter ces hommes de
génie, en leur accordant le mérite d'avoir
obtenu des cures aussi merveilleuses que
surprenantes; et on doit convenir qu'ils ont
donné beaucoup de preuves incontestables
de l'utilité de leurs connoissances dans cette
branche de la chirurgie. Cependant on affecte
encore de couvrir d'un voile épais, de ca-

cher mystérieusement tout ce qui pourroit
donner quelques notions sur les indications
curatives , sur la nature des machines em-
ployées , non moins que sur la seule manière
de les appliquer , pour qu'elles produisent
d'aussi bons effets. Encore aujourd'hui , un
très-petit nombre d'hommes avides s'obstine
à garder le silence , quoique depuis plusieurs
années cette découverte ait été annoncée
dans un nombre infini de manifestes. BRU·
CKNER (1) a , sur le rapport d'autrui , décrit
la machine de VENEL ; mais je confesse n'a-
voir pas assez bien compris la construction
ni l'application de cette pièce mécanique.
D'ailleurs , si d'après ce qu'en a écrit BRU-
CKNER , la machine d' VENEL consiste à
serrer les pieds tors entre deux plaques de
fer ; si elle exige que les enfans gardent le

---

(1) *Uber einervarts gedrehte füsse , und deven Behanlung Besonders nach Dr. Venels* , methode.

Bruckner dit n'avoir eu ces notions que de la troisième main. C'est le docteur Ehrmann qui lui en a
fait part, d'après ce qu'il en avoit appris lui-même
du jeune médecin Wantzel, que Venel avoit guéri de
cette difformité après un traitement de 22 mois. Voy.
Ventzel , *Dissert. de Talipedibus varis. Tubingœ.*
1798.

repos le plus parfait, pendant un an et demi que dure le traitement, on ne peut point dire, à la rigueur, que cet appareil réunit tous les degrés de perfection qu'on désire, quoiqu'en ait dit Venel et tous ceux qui lui ont succédé. En émettant cette opinion, je n'ai garde de disputer contre l'autorité des faits, et d'élever le moindre doute sur les guérisons surprenantes que l'on doit à l'application de cette machine proposée par Venel. Bruckner nous a aussi donné un appareil de son invention, il est très-convenable pour reporter doucement et maintenir dans une juste position le pied tors de naissance (1). J'en ai reconnu les bons effets dans

---

(1) Voilà comment s'applique l'appareil de Bruckner : on prend une brasse (a) carrée environ d'une toile de laine ; on la ploie en triangle, dont le sommet est roulé sur lui-même autant de fois qu'il le faut pour que toute la toile de laine prenne la forme d'une bande dont le milieu ait une largeur de trois travers de doigts ; une des extrémités de cette bande s'applique obliquement au dessous du gros de la jambe sur le tendon d'achille, et on la confie à un aide. Avec l'autre extrémité de la même bande, on passe sur la malléole externe, sur le dos du pied, sur la

(a) Une demie-aune environ.

un cas de légère difformité, et sous la direction du docteur Volpi, célèbre chirurgien de
Pavie. Mais je doute fort que ce puisse être
un moyen suffisant pour corriger et guérir
parfaitement les grandes difformités congénitales des pieds. Le bandage de Bruckner,
la machine de Venel, ont le même inconvénient, d'astreindre les enfaus à garder le
repos pendant un grand nombre de mois.
En effet, Bruckner dit clairement, *que la
machine* de Venel *et son bandage sont plus
nuisibles qu'utiles, si l'enfant fait quelques
pas.* D'où il est facile de voir combien ce
mode de traitement est imparfait, puisqu'il

---

malléole interne, derrière le tendon d'achille; on la
reporte ensuite obliquement en bas sur le dos du pied,
au dessous de la plante, puis sur le bord externe,
ayant toujours soin que la bande soit bien tendue,
de manière que par le moyen de ces deux tours,
l'avant-pied soit grandement retourné et tiré de dedans en dehors. On prend ensuite les deux extrémités
de la bande; on les croise étroitement sur le bord
externe du pied, proche la malléole, en faisant un
nœud semblable à celui qui est usité par les embal-
leurs de marchandises, afin d'entourer les malléoles et de fixer les chefs de la bande, au moyen d'un
nœud ordinaire.

n'est applicable, tout au moins, que dans les cas de difformité légère, et chez les enfans peu de temps après leur naissance, ou avant qu'ils puissent se tenir sur leurs pieds.

III. Depuis long-temps, guidé par les préceptes d'Hippocrate qui parle de ces imperfections des pieds, et par quelques notions confuses que j'ai pu recueillir, du vivant de Tiphaisne, pendant mon séjour à Paris en 1781, je me suis occupé de cet important objet; j'ai tout fait pour trouver un appareil simple qui tende incessamment à donner au pied sa figure naturelle, et la direction qu'il doit avoir avec le tibia. Je me suis sur-tout appliqué à ce que cet appareil ne causât ni douleur, ni autre incommodité analogue, et que, pendant toute la durée du traitement, les enfans ne fussent point tenus de garder le lit et d'altérer leur santé par un repos trop rigoureux. Aujourd'hui je puis affirmer que j'ai atteint le but que je me suis proposé. L'expérience m'a confirmé l'efficacité de la méthode curative que j'exposerai dans ce mémoire. Si je m'empresse de la publier promptement, c'est que je veux faire jouir sur-le-champ le pauvre et le riche d'un bien qui jusqu'alors m'a semblé n'avoir été réser-

vé qu'à la classe la plus aisée de la société.
J'ignore si l'appareil que je vais décrire ressemble en tout ou en partie à celui de feu Tiphaisne, et à celui que mettent présentement en usage Verdier à Paris, et Jackson à Londres. Quoi qu'il en soit, il importe peu, à mon avis, que le public soit instruit de cette identité, pourvu que celui que je propose produise un aussi bon effet, et satisfasse complètement à toutes les indications curatives dont je viens de faire mention. Néanmoins, j'espère que ce mémoire, dont le but principal est de faire connoître un plan de traitement, jusqu'alors ignoré de la plupart des chirurgiens, aura un autre avantage ; il excitera la généreuse émulation du petit nombre de ceux qui se sont particulièrement livrés à l'exercice de cette partie de la chirurgie. Animés par le désir de la gloire et par des sentimens d'humanité, ils suggéreront, je l'espère, de nouveaux moyens de ce genre, s'ils en ont, ou bien ils ajouteront à ce que j'aurai dit sur ce point, quelques réflexions, fruit nécessaire de l'habitude qu'ils auront acquise de traiter cette espèce d'infirmité.

IV. La torsion des pieds en dedans ou en

dehors est ou *congénitale*, ou, après la naissance, l'effet de quelque cause interne ou
externe. Ici mon intention principale est de
ne traiter que de la torsion *congénitale*.
Cette difformité est, sinon toujours, au
moins le plus souvent, avec la pointe du
pied portée en dedans et en haut. Les enfans
s'appuient, en marchant, sur le bord externe
du pied (1), et presque sur la malléole de ce
côté. Dans les cas les plus compliqués, la
pointe du pied est tellement portée en dedans, qu'elle forme avec le tibia un angle
interne assez aigu, et fort obtus en dehors.
Quelquefois un seul pied, souvent tous les
deux sont ainsi déformés ; et dans cette dernière circonstance, les pointes des pieds
s'approchent si près l'une de l'autre qu'elles
se touchent. La cuisse et la jambe conservent
leur forme naturelle : il arrive cependant que
l'un ou l'autre genou se porte un peu en dedans ou en dehors. La malléole interne est
presqu'effacée ou très-peu saillante. C'est tout
le contraire pour l'externe, qui paroît être
plus basse, plus en arrière que de cou-

---

(1) Pl. V, fig. I. b. c. *Sauvages*, Nosolog. Meth.
Loxarthrus inter articularis.

tume (1). C'est pourquoi l'on croiroit que les deux os de la jambe ont été tournés de manière que la malléole interne ait été portée en devant, et l'externe en arrière. Mais, avec un peu d'attention, on conçoit que cette torsion n'est point absolue, et qu'elle est relative à la flexion de l'avant-pied en dedans ; enfin, que les deux malléoles sont avec l'*astragale* entièrement ou à peu près dans leur situation naturelle, comme j'aurai occasion de le démontrer par la suite. La tubérosité postérieure du *calcanéum* semble ne point exister du tout, parce qu'elle se trouve recourbée vers le côté interne du pied, et tirée un peu en haut vers le gros de la jambe. Aussi, quand l'enfant se soutient sur les pieds, son talon ne touche point à terre. Le dos du pied est saillant, au moyen d'une éminence insolite qui le rend irrégulier. La plante du pied est très-concave, comme sillonnée profondément dans toute sa longueur. Le gros orteil est écarté des autres vers le bord interne du pied ; il devient aussi plus grand, en raison que l'enfant presse plus fortement le sol sur lequel il appuie, et avec lequel les

______

(1) Pl. V, fig. I. a.

autres orteils décrivent un plan vertical plutôt qu'horizontal. Le bord externe du pied,
qui supporte tout le poids du corps, est semi-
circulaire ; dans une certaine étendue (1), il
est recouvert d'une dureté, d'une callosité
au dessous de laquelle on sent profondément
une substance molle, élastique. En arrière,
le tendon d'achille se dirige obliquement de
dehors en dedans de la jambe, et est continuellement tendu. Les enfans si prodigieusement déformés dès leur naissance, ne peuvent marcher qu'à grande peine ; ils sont
obligés de soulever alternativement un pied
qu'ils portent au dessus et au devant de
l'autre, en décrivant une espèce de demi-
cercle. Elèvent-ils un pied ? ils sont exposés
à tomber en arrière ou en devant ; car la
ligne de direction de tout le corps, perpendiculaire avec le pied qui pose à terre, n'a
plus, à proprement parler, aucun rapport
avec la sommité du tarse, mais dans le lieu
où n'existe pas, comme elle devroit être
dans l'état naturel, la tubérosité postérieure
du *calcanéum*. Alors cette ligne tombe précisément en dehors de la malléole externe.

____

(1) Pl. V, fig. I. b.

Si

Si un des genoux est tourné en dedans, ou en dehors, il y a une grande vacillation, et cette complication de difformité se combine souvent avec celle des pieds.

V. Chez les enfans très-jeunes, on n'éprouve aucune difficulté à porter leurs pieds dans un sens contraire à la difformité. Ce n'est cependant que jusqu'à un certain point, en pressant doucement avec la main et sans occasionner de douleur. Dès la première tentative faite pour remettre le pied dans la direction qu'il devroit avoir, on voit diminuer et disparoître cette saillie qui rendoit irrégulier le dos du pied qui, abandonné à lui-même, redevient à l'instant aussi difforme qu'il étoit. Le plus souvent, la jambe est, comme je le disois, bien conformée, mais grêle, sur-tout dans son milieu ; elle est mal nourrie en proportion du reste du corps de l'enfant. Il me seroit impossible de donner une raison plausible de ce phénomène : peut-on regarder comme suffisante celle qui exige une réciprocité de connexion et d'harmonie entre les parties, pour leur nutrition complète, leur parfait développement et leur accroissement, nonobstant l'accélération de la circulation, la méabilité et la faculté dis-

H

tensible des petits vaisseaux : car il est démontré que le seul défaut d'exercice n'influe
point sensiblement dans ces cas pour produire et entretenir cette maigreur de la jambe,
puisqu'on sait par expérience que cette partie
s'est accrue , s'est développée , a pris de la
vigueur chez des enfans auxquels on a fait
garder le repos le plus exact pendant plusieurs mois qu'a duré le traitement.

VI. La dissection des cadàvres de ces petits infortunés, prouve que les os du tarse ne
sont point *luxés*, à proprement parler ; ils
sont seulement *éloignés* en partie de leur
contact mutuel, et *contournés* selon leur axe
le plus petit (1). C'est ce qu'on observe par-

---

(1) *Hippocrate* a reconnu cette vérité. On lit dans
son livre *De Articulis :* Modus mutilationis non unus
est , sed plures. Plurima quidem eluxata non sunt penitùs , sed per figuræ consuetudinem in quadam
pedis interceptione mutilata. Version de *Mercurial.*
Celle de *Foësius* est ainsi : *Vari* igitur non uno modo,
sedpluribus fiunt. Plerumque siquidem non ex toto
sede sua elapso articulo , sed quo re aliqua detentus
eo habitu assueverit, pes *Varus* efficitur. *Sauvages,*
Nosolog. Meth. *Loxarthrus.* Est ossium cum motu
sensibili articulatorum situs relativus in alienum
constanter mutatus, aut obliquitas respectiva persis-

ticulièrement sur les os *naviculaire*, *cuboïde* et *calcanéum*, et moins sur l'*astragale*. Cette disposition cependant est telle qu'aucun de ces os n'abandonne entièrement la cavité ou la *fossette* qui le reçoit.

VII. L'os *naviculaire* (1), dont la cavité profonde et elliptique reçoit la surface articulaire lisse et polie de l'*astragale*, se trouve tourné sur son petit axe, de manière que son sommet ou sa tubérosité *interne* (2), qui dans un pied bien conformé se trouve située horizontalement du bord interne à la partie supérieure, est au contraire portée obliquement en haut . très-près de la malléole interne (3); tandis que l'autre bout, où la tu-

---

tens citra exarthrema et spasmum. Caput ossis nativum acetabulum servat, nec desinit acetabulum caput ossis sibi dicati excipere; mutatur constanter in peregrinam directio nativa qua sibi respondent ossa mobiliter combinata, quin contractioni spas modicæ hoc veniat tribuendum, exulant itaque ab loxarthri genere exanthrema et spasmus; una peccat ossium positura respectiva, et coincidentia nativa, quæ in alienas mutatæ permanent.

(1) Pl. IV, fig. I. 7.
(2) Ibid. — 8.
(3) Ibid. III , fig. II. 2. 3.

bérosité *externe* (1) de l'os *naviculaire*, qui devrait être placé horizontalement et en travers sur le dos du pied, regarde obliquement en bas ; d'autant plus encore, que la torsion de la pointe du pied est plus considérable en dedans , et plus grande que celle figurée dans la première planche annexée à cet ouvrage ; enfin, il s'ensuit nécessairement qu'eu égard à un tel déplacement de l'os naviculaire sur son petit axe, le bord interne du pied forme un angle aigu et rentrant avec le tibia et la malléole interne, que la surface lisse articulaire de l'*astragale* (2), qui n'est plus reçue ni couverte en totalité par l'os *naviculaire*, mais seulement par un tiers de sa circonférence, constitue avec cette portion d'elle-même qui reste à découvert , une proéminence extraordinaire sur le dos du pied , quoique , à proprement parler , cette portion de la tête articulaire de l'*astragale* ne soit point, ou du moins très-peu déviée de sa position naturelle , et de sa direction (3) avec le tibia.

- - - - - - -

(1) Pl. IV, fig. I. 9.
(2) Ibid. —— 6.
(3) Ibid. —— 5. 6.

VIII. Il en est de même de l'os *cuboïde* (1).
Il est contourné selon son petit axe, de manière que le dos du pied se dirige en dehors
vers la partie inférieure. A l'endroit où le
cuboïde s'unit avec la tubérosité antérieure
du *calcanéum*, on le voit faire un angle externe et obtus (2), aigu ou rentrant en dedans, ou du côté qui regarde la plante du
pied : aussi laisse-t-il à découvert sur le bord
externe du pied, une portion de la facette
articulaire de la tubérosité antérieure du *calcanéum* qui, dans l'état naturel, s'unit exac-
tement avec le *cuboïde*. Dans le point où
ces deux os devroient être en contact réciproque, les ligamens qui passent de l'un à
l'autre sont si relâchés, qu'ils y laissent un
enfoncement (3) facile à reconnoître, même
quand le pied est recouvert par la peau. La
torsion du *cuboïde* sur son petit axe, du
bord externe à la plante du pied, l'angle
obtus que cet os fait extérieurement avec la
tubérosité antérieure du *calcanéum*, contri-
buent beaucoup à donner à toute la partie

------

(1) Pl. IV, fig. I. 10.
(2) Ibid. ——— 12.
(3) Ibid. ——— 12.

cette figure semi-circulaire , qu'on aperçoit depuis le dessous de la malléole externe jusqu'au petit orteil.

IX. Le *calcanéum* (1) aussi dans son union avec la face articulaire inférieure de *l'astragale* , se trouve contourné sur son petit axe de dedans en dehors du pied ; il est incliné extérieurement depuis le péroné et la malléole externe, de manière que sa tubérosité antérieure regarde en bas , la postérieure en dedans et en haut ; enfin, son corps se courbe sous la plante du pied. C'est pourquoi une ligne qui part de la tubérosité postérieure du *calcanéum* , où s'insère le tendon d'achille, sur le côté externe du pied, forme une courbe demi-circulaire assez sinueuse. L'inclinaison du corps du *calcanéum* en dehors et en-bas vers la plante du pied , laisse nécessairement à découvert une portion de la facette articulaire inférieure de l'astragale. De plus , il est à remarquer que la tubérosité postérieure du calcanéum qui , comme on l'a dit , se recourbe sous la plante du pied de dehors en dedans et en haut, est nécessairement moindre que dans les pieds

____

(1) Pl. IV, fig. I. 11.

bien conformés; et que, selon l'ordinaire, il
ne fait aucune saillie que sur sa face externe
où il donne attache au muscle *abducteur* du
petit orteil. Il est encore à observer que dans
cette espèce de difformité des pieds, on voit
peu s'avancer en avant cette portion du corps
du *calcanéum*, sur laquelle appuie le col de
l'*artragale*.

X. Les trois os *cunéiformes* (1), ceux du
métatarse, les phalanges des orteils, prennent nécessairement, sur leur axe, la torsion
vicieuse des os *naviculaire, cuboïde* et *calcanéum*. Il s'ensuit par nécessité mécanique
que les orteils du pied contourné en dedans,
de naissance, ne portent point à terre, sur
un plan horizontal, mais bien dans une direction verticale. Il en résulte aussi que la
tête postérieure de l'os du métatarse qui soutient le petit orteil, se trouve dans le cas
dont il s'agit, cachée sous la plante du pied,
et n'est point, comme lors d'une bonne con-
formation, dans la même direction que le
bord externe, et, par conséquent, parallèle
au sol.

XI. Dans la torsion congénitale en dedans,

______

(1) Pl. IV, fig. I. 13.

on aperçoit avec la même évidence, tant sous la plante, que sur le dos et les bords du pied, la vicieuse rotation en dehors du corps du calcanéum (1), ainsi que la courbure extraordinaire de la tubérosité postérieure de cet os (2), vers le bord interne, et en haut dans la cavité de la plante du pied. On voit l'os naviculaire tourné obliquement avec sa protubérance *interne* (3), en haut vers la malléole interne (4), avec laquelle elle est presqu'en contact en dehors, la protubérance externe se porte obliquement en bas vers les orteils, et plus particulièrement contre la tête supérieure du second os du *métatarse*. Le *cuboïde* (5) incliné par son bord externe vers la plante du pied, forme un angle fort aigu, avec la facette articulaire de la tubérosité antérieure du *calcanéum*, vue du côté de la plante du pied. Enfin, on trouve tournés sur leur axe tranversal, de dedans en dehors, les os du *métatarse*, ceux des phalanges des

______

(1) Pl. IV, fig. II. 5.
(2) Ibid. —— 6.
(3) Ibid. —— 3.
(4) Ibid. —— 2.
(5) Ibid. fig. I. 5.

orteils ; ils sont en outre plus rapprochés que de coutume, du talon. C'est cette disposition des os du métatarse et des phalanges, qui rend le dos du pied plus convèxe, et la plante plus concave, plus profonde qu'à l'ordinaire.

XII. Mes propres observations receuillies sur de très-jeunes enfans, me démontrent que dans son union avec l'extrémité inférieure du tibia et du péroné, l'astragale (1) est, de tous les os du tarse, celui qui a le moins de part dans la difformité congénitale du pied en dedans. En effet, je trouve que dans ces enfans, bien que la torsion soit des plus considérables, l'astragale comparé avec les autres os est peu ou presque point incliné en dedans, vers la malléole interne ; et que sa tubérosité antérieure ou sa tête articulaire (2) qui, sur le dos du pied est reçue par l'os naviculaire, conserve à peu près sa direction et sa véritable position avec le tibia et les malléoles ; parce que, comme je l'ai déjà dit plusieurs fois, la surface articulaire de l'astragale dénudée eu grande partie, à

____

(1) Pl. IV, fig. I. 5,
(2) Ibid. —— 6,

cause de la torsion de l'os *naviculaire* sur son petit axe, fait sur le dos du pied une saillie qui, au premier coup-d'œil semble insolite, et qui est, en effet, très-naturelle. Cette proéminence ne dépend point d'une mauvaise position de la surface articulaire de l'astragale, mais de la torsion vicieuse de l'os naviculaire qui laisse à découvert l'articulation de l'astragale. Ceci est si vrai, que cette saillie disparoît en tout ou en grande partie, lorsque chez les plus jeunes enfans, on essaie seulement avec les mains de reconduire de dedans en dehors, la pointe de leur pied. S'il en est ainsi, ce n'est pas parce que la tête articulaire de l'astragale reprend sa position, mais parce que l'os naviculaire va la recouvrir; de la même manière, s'il est permis de parler ainsi, que nous replaçons notre chapeau sur la tête, quand il s'est incliné d'un côté (1). Une singularité remar-

---

(1) C'est l'opinion de Wantzel, *lieu cité*, p. 34, Parum verò sub hujus modi exercitio astragalus loco movetur, sed os naviculare, quod pilei quasi in modum capiti hujus rursùs imponitur, idipsum occultat, neque ampliùs digitis attingi ut possit sinit, quod sensim quoque sensimque in pedis diorthosi observari potest. Cujus rei fugitivo fortè intuitu decipi quidam

quable, est celle-ci : Dans tous les cas jusqu'alors connus de luxation ou demi-luxation, qui se remarquent dans toutes les articulations faites au moyen d'une surface arrondie que reçoit une cavité profonde, c'est toujours la tête arrondie qui s'échappe, tandis que tout le contraire s'observe dans le cas dont il s'agit. C'est la cavité qui change de position ; c'est la surface reçue qui conserve la sienne.

XIII. Je ne prétends point affirmer pour cela, que dans cette infirmité congénitale, l'astragale n'est point ou jamais incliné vers la malléole interne ; car je conviens que cette disposition s'observe un peu et assez souvent chez les personnes ainsi conformées depuis leur naissance, et qui sont adultes. Mais j'entends dire que cette obliquité de l'astragale est assez petite chez les enfans qui n'ont point encore commencé à marcher, en comparaison de celle des autres os du tarse. Cette opinion n'est point celle de Camper (1).

potuere, ut morbi essentiam in solam astragali sublaxationem, quin laxationem ponerent.

(1) Dissert. *sur les souliers, et sur les maux qu'ils occasionnent.*

Mais il est à présumer que cet homme célèbre n'a observé cette difformité que sur un
sujet adulte, qui avoit fait usage de ses pieds
pendant plusieurs années. J'ai fait la même
remarque. J'ai vu que l'habitude d'appuyer
sur le sol, de marcher sur le bord externe
du pied, et que, par la direction oblique
que prennent les tendons des muscles qui
s'implantent au tarse et aux orteils, l'astragale finit dans son union avec le tibia et la
malléole externe, par s'incliner beaucoup
en dedans, se déformer et diminuer au point
de paroître véritablement écrasée et usée.
Les observations de Bruckner, de Wantzel,
offrent le même résultat. Ce dernier nous a
donné la description des os du tarse d'un
jeune homme de treize ans, dont le pied mal
conformé de naissance, étoit contourné en
dedans (1); mais, je le répète, il en est tout
autrement chez les petits enfans, même chez
ceux qui ont atteint leur quatrième année:
chez eux, l'astragale comparé avec les autres os du tarse est moins déplacé et moins
incliné que tous les autres os de la même
classe. En effet, si on examine attentivement

____

(1) Lieu cité, pag. 18.

le pied bien conformé d'un jeune enfant ,
on rencontre au toucher et à la vue , une
grande mobilité dans l'union de l'os *naviculaire* avec *l'astragale ;* on observe une sou-
plesse bien prononcée dans l'articulation du
cuboïde avec la protubérance antérieure du
calcanéum : en sorte que dans ces deux points
de contact, on peut tourner le pied en dedans
et en dehors de la même manière que dans
la pronation et la supination de la main ;
tandis qu'on éprouve une grande difficulté
qu'on ne peut vaincre sans occasionner de
la douleur à l'enfant , dans l'articulation de
l'astragale avec le tibia , chaque fois que l'on
veut faire exécuter au pied tout autre mouvement que ceux de flexion et d'extension
avec la jambe. Maintenant , si avec la majeure partie des chirurgiens , on suppose
que la torsion congénitale du pied en dedans
provient d'une mauvaise position forcée du
fétus dans le sein de sa mère , il est plus que
probable que cette torsion vicieuse des os
du tarse doit exister plutôt dans l'union de
l'os naviculaire avec l'astragale , du cuboïde
avec le calcanéum , de celui-ci avec la face
articulaire inférieure de l'astragale , que dans
l'articulation par charnière de ce dernier os

avec le tibia et la malléole externe, d'autant mieux que cette dernière articulation ne se prête point, comme les premières, aux mouvemens latéraux et de rotation, et par conséquent ne favorise point la torsion du pied en dedans. J'observerai encore, en dernière preuve, que, chez les enfans ainsi déformés, chaque fois qu'on fait des tentatives simplement avec la main, pour réduire leurs pieds dans leur juste position et direction avec le tibia, en prenant d'une main la tubérosité postérieure du calcanéum, et de l'autre l'avant-pied, on voit de la manière la plus claire et la plus distincte, que, dans l'acte même de la réduction, le mouvement de rotation, en sens contraire à celui qui a produit la difformité, se fait dans l'union de l'os naviculaire avec la tête articulaire de l'astragale, dans celle du cuboïde avec le calcanéum, des os cunéiformes et du métatarse, tandis qu'il ne s'exécute que peu ou point de mouvement dans l'articulation par charnière de l'astragale avec l'extrémité inférieure du tibia, et avec la malléole externe.

XIV. Il est généralement vrai que dans cette difformité tous les os du tarse ne sont point, à parité d'âge, aussi bien développés que dans les pieds bien conformés ; il existe une grande différence relative au corps des os , à leurs saillies , à leurs tubérosités et à leur degré de solidité : elle est encore plus marquée chez les adultes , qui depuis leur naissance sont ainsi incommodés , que chez les enfans de quatre et de six ans. C'est pourquoi je suis persuadé que les descriptions relatives à l'état des os du tarse dans les pieds naturellement contournés en dedans , seront toujours différentes entre elles , comme le seront les degrés de la difformité , comme le sera l'âge des sujets qui fourniront matière à de semblables descriptions. Il me semble , en un mot , que je puis établir avec certitude que l'essence de cette difformité congénitale des pieds consiste dans la torsion sur leur petit axe , des os *naviculaire* , *cuboïde* , *calcanéum* , qui entraînent dans leur direction vicieuse les *cunéiformes* , le *métatarse* et les phalanges des orteils ; et que tout bien comparé , *l'astragale* est le moins déplacé , le moins incliné de tous les autres os du tarse.

XV. Tout homme versé dans la science myologique , qui connoît bien la position respective et l'action réciproque des organes du mouvement dans l'état naturel , ainsi que les articulations qu'ils font mouvoir , ne tardera pas à se faire une idée exacte de la disposition des muscles et de leurs tendons , qui vont s'implanter au pied naturellement contourné en dedans. Il importe aussi d'avoir beaucoup égard au mode de torsion des os du tarse sur leur petit axe , principalement des os *naviculaire* , cuboïde, calcanéum , des cunéiformes et du métatarse; car cette torsion fait que le pied se trouve constamment , eu égard au tibia , dans l'adduction et la flexion. Dans ces circonstances , il faut nécessairement que quelques muscles moteurs du pied , ainsi que leurs tendons se trouvent plus raccourcis, plus tendus qu'à l'ordinaire , tandis que d'autres sont excessivement alongés et relâchés , en raison que leur point fixe se trouve plus ou moins éloigné de celui de leur insertion. Dans l'espèce de difformité dont il s'agit , les muscles fortement tendus et raccourcis sont les deux muscles tibiaux, le long fléchisseur des orteils , le long fléchisseur du gros orteil , son abducteur, dont le raccourcissement et la tension s'accroissent en raison de la pression que l'enfant exerce contre le sol. De plus , les muscles de la jambe , tels que le *soléaire* , le *plantaire*, le *gastrocnémien*, dont l'union compose le tendon d'achille, partagent cette même disposition. Duverney (1) pensoit que cette difformité des pieds dérivoit principalement de l'inégale tension des muscles et des ligamens ; car il disoit : ces muscles et ces ligamens si grandement tendus, tirent à eux le pied ; tandis que les autres muscles et ligamens qui sont relâchés ne font que céder à la vicieuse direction que prend le pied. D'après cela, je crois que Duverney a confondu la cause avec l'effet. En effet, on peut, par des argumens très-solides, prouver que la torsion vicieuse des os du tarse survient la première, d'où résulte le rapprochement du point d'insertion de quelques muscles, l'éloignement de quelques autres de

______

(1) *Trait. des malad. des os*, tom. II, chap. III. Les contorsions dépendent uniquement de l'inégale tension des muscles et des ligamens ; car ceux qui sont extrêmement tendus, tirent de leur côté, tandis que les autres obéissent par leur relâchement. Comme ces pauvres enfans cherchent à se soulager, ils tournent ordinairement les pieds du côté où les muscles et les ligamens sont le plus tendus, c'est-à-dire, du côté opposé au renversement, et c'est ce qui entretient la mauvaise figure des pieds.

I

leur point fixe, le raccourcissement des premiers, l'alongement des seconds. Les fractures et les luxations ne nous présentent-elles pas souvent les mêmes phénomènes?

XVI. Ce défaut d'équilibre entre les deux classes de puissances musculaires que je viens d'indiquer, ne contribue pas peu à entretenir la difformité congénitale du pied tourné en dedans : il l'accroît toujours plus à raison que les enfans prennent de l'âge. En effet, l'action des muscles *péroniers* n'étant point suffisante pour contrebalancer celle des deux *tibiaux*, du *tibial antérieur* sur-tout, ceux-ci ne font que tirer toujours davantage en haut et en dedans tout le corps du pied. Ensuite la force combinée des quatre muscles que je viens de nommer ne pouvant point établir d'équilibre avec les muscles du gros de la jambe, il faut, de nécessité, que le tendon d'achille soit constamment tendu (1); que la tubérosité postérieure du

____

(1) Sur le cadàvre d'une femme qui avoit porté des talons assez élevés, on observa les muscles de la jambe et on remarqua ce qui suit :

Omnes turgore, et crassitie cæteris ejusdem corporis partibus carnosis paulò inferiores. Nihilominùs calcanéum , à laquelle s'insère ce tendon , soit continuellement entraînée en haut dans une direction oblique de dedans en dehors de la jambe. Enfin , il faut que tout le poids du corps porte toujours plus sur le bord externe du pied, à mesure que l'enfant devient plus âgé , et s'exerce davantage à marcher. Joignez à cela , qu'indépendamment encore de la torsion sur leur axe , du plus grand nombre des os du tarse et de sa permanence, l'inégalité de force entre les *péroniers* et les *tibiaux*, entre ceux-ci pris collectivement , et ceux du gros de la jambe , fait que dans la station et dans la marche , l'enfant ne peut tenir ferme et perpendiculairement le tibia et le péroné , sur le centre de l'*astragale* ; à chaque pas, il est en danger de tomber en devant , en arrière ou sur les côtés ; il est dans un état continuel de vacillation : en marchant , il donne à tout le tronc la plus mauvaise position.

---

non nulli eorum tam ingentem in modum tensi deprehendebantur, ut ne per ingruentem quidem pluries **per dies** putridinem relaxati fuerint. Inter hos primum locum occuparunt **musculi** surales , quorum tendo , aptissimâ hic tentionis respectu similitudine , *chorda* vocandus. *Wantzel , loco citat.*, p. 28.

XVII. De même que les tendons des muscles que je viens de nommer, les ligamens
qui unissent les os du tarse entr'eux , et
avec l'extrémité inférieure du tibia et du
péroné , sont inégalement tendus. En effet ,
les ligamens latéraux *externes* , savoir : le
perpendiculaire et le *postérieur* (1), qui
unissent la malléole externe au *calcanéum* ,
se trouvent extrêmement relâchés et alongés ; tandis que l'on trouve fortement tendus , le *deltoïdien* (2) qui de la malléole interne va s'insérer à l'os naviculaire , celui
qu'on nomme *plantaire* , commun aux os du
métatarse , et tous les autres petits ligamens
de cet ordre , destinés au même usage.

XVIII. Tout ce que je viens de dire , sous
le rapport du mode d'être particulier de la
conversion sur leur petit axe de la majeure
partie des os du tarse , considérés dans un
pied naturellement contourné en dedans, et
relativement au défaut d'équilibre des puissances musculaires qui meuvent cette partie
de leurs tendons ainsi que des ligamens , me

---

(1) Weitebreckt ; *syndesmol* , tom. XXII, fig. 64 ,
65 D.

(2) Ibid. G.

permet de déduire les indications curatives de cette difformité. Elles consisteront, 1°. à porter insensiblement et par degrés dans un sens contraire à celui qui a produit la difformité, les os *naviculaire*, *cuboïde*, *calcanéum*, les *cunéiformes* et ceux du *métatarse*, enfin, à donner à l'avant-pied la direction qu'il doit avoir avec le tibia ; 2°. à substituer au défaut d'activité des ligamens extérieurs du pied, plus particulièrement en core des muscles péroniers, une force artificielle capable non-seulement de contrebalancer la tension des ligamens intérieurs, et le raccourcissement des muscles, mais encore de vaincre ces oppositions et de faire ensorte qu'au moyen de cette force artificielle, le bord externe du pied demeure, pour ainsi dire, suspendu sur le sol ; 3°. après avoir rétabli l'équilibre entre les puissances musculaires des *péroniers*, des *tibiaux*, la dernière indication veut que l'on provoque, à l'aide de l'action combinée de ces deux ordres de muscles, la flexion directe du pied sur le tibia, afin qu'après avoir ainsi surmonté la résistance opposée par la forte tension du tendon d'achille, on parvienne à faire abaisser la tubérosité postérieure du *calcanéum*, pour la porter ensuite dans la direction qu'elle doit avoir avec la plante du pied, qui deviendra ensuite susceptible d'exécuter tous les mouvemens de flexion et d'extension.

XIX. Pour retourner les os selon leur axe le plus petit, et reporter l'avant-pied dans un sens contraire à celui qui a occasionné la difformité, la force artificielle la plus convenable, et la puissance à substituer au manque d'action des *péroniers* doivent être assez modérées dans le principe, si on veut obtenir tout l'effet qu'on desire. On les accroît ensuite par degrés, de manière à ne jamais occasionner de douleurs, ni aucune autre incommodité notable aux petits malades ; le tout doit être calculé de manière que toujours ils puissent se tenir de bout et marcher. Car toutes les personnes de l'art n'ignorent point que les parties molles de notre corps, les muscles, les tendons, les ligamens sont de nature à être alongés à un point que ne peut concevoir quiconque n'est point versé dans la science chirurgicale, et que cet alongement excessif n'occasionne, ni douleur ni incommodité sensible, pourvu que la force distendante soit appliquée de

manière à agir par des degrés insensiblement accrus. Tout le monde sait au contraire, que les tiraillemens forcés et subits,
que les compressions violentes , loin de
produire le relâchement et l'alongement des
parties animales, donnent un effet tout opposé : ces parties se rétractent, se roidissent
et sont prises de spasmes.

XX. De tous les moyens que l'on peut
substituer avec avantage au manque de forces
ligamenteuses et musculaires, il n'en est pas
de plus convenable , à mon avis , que la
plaque d'acier battu. En effet, celle-ci ne
cesse jamais d'agir à l'aide de sa propre
élasticité , et par des ossillations, elle élude ,
pour ainsi dire , la résistance , sans cesser
d'agir pour la vaincre. Quelques lames composent précisément l'appareil que je vais
décrire , pour corriger la *torsion congénitale* des pieds. Deux époques divisent le
traitement de cette infirmité , et l'appareil
dont je parle est aussi distinct en deux. Dans
la première partie , il ne s'agit que de porter
l'avant-pied de dedans en dehors jusque dans
sa position naturelle, et dans sa direction
avec le tibia : dans la seconde, on maintient
l'avant-pied dans tous ses rapports qu'il a

repris avec la jambe, et avec la malléole externe ; de plus, on redresse le calcanéum en fixant le tibia et le péroné perpendiculairement à l'astragale.

XXI. La première partie de cet appareil élastique est composée de deux *lames*, dont l'une s'appellera *l'hypomochlion*, et l'autre *lame horizontale* (1). L'*hypomochlion* ou le point d'appui de la lame horizontale est formé d'une plaque d'acier mince et élastique, courbée de manière à s'adapter et à embrasser la vicieuse convexité du bord externe du pied, depuis le dessous de la malléole externe jusques assez loin en avant, de deux pouces ou plus sur un enfant de trois ans. Sur la convexité de *l'hypomochlion* s'élèvent deux petites colonnes entre lesquelles on peut faire glisser commodément d'avant en arrière la *lame horizontale* que l'on fixe ensuite au moyen d'une vis (2). Le long du bord supérieur de l'hypomochlion (3) s'élèvent en dehors deux pointes destinées à fixer celle des courroies. La

---

(1) Pl. V, fig. II, III. a.
(2) Ibid. —— c.
(3) Ibid. —— ff.

lame demi - circulaire qui forme cet hypomochlion est matelassée dans sa concavité
par une substance douce qui déborde de
deux lignes. La *lisière* de drap est tout ce
qu'on peut trouver de plus convenable pour
cet objet. A sa mollesse , se trouve joint un
certain degré d'élasticité. L'hypomochlion
est ensuite recouvert de toutes parts d'une
peau de gant très-molle , excepté dans l'endroit où se trouve la vis destinée à fixer la
lame horizontale.

XXII. Celle-ci (1) doit être un peu plus
longue que le pied qu'on entreprend de redresser , en la mesurant depuis le bout des
orteils jusqu'en arrière au - delà du calcanéum. Son élasticité et sa force doivent être
médiocres , pour agir toujours avec facilité.
De son extrémité antérieure s'élève une
pointe (2) pour l'attache de la courroie antérieure. En arrière , l'autre extrémité est
percée de petits trous qui permettent d'y
fixer, au moyen de la suture, la courroie
postérieure.

XXIII. Des deux courroies dont je viens

---

(1) Pl. V, fig. II , III. b.
(2) Ibid. —— d.

de parler, l'antérieure (1) embrasse la plante du pied à la racine des orteils, et va se réunir à l'extrémité antérieure de la lame horizontale (2). La portion de cette courroie qui environne et comprend la pointe du pied, est garnie de *lisière* et couverte de peau de gant : le reste, proche l'extrémité antérieure de la lame horizontale, est percé d'une série de trous rapprochés les uns des autres. La courroie postérieure (3) solide-ment cousue à l'extrémité postérieure de la lame horizontale, est d'une longueur suffi-sante pour entourer le calcanéum, et pour se porter au haut, sur le dos du pied au sommet de l'hypomochlion. Proche l'endroit indiqué, cette seconde courroie se divise en deux parties (4) percées l'une et l'autre, d'une rangée de trous très-rapprochés.

XXIV. L'application de cet appareil élas-tique, se fait de la manière suivante (5). On

---

(1) Pl. V, fig. II, III. *i.*

(2) Ibid. —— *d.*

(3) Ibid. —— *g.*

(4) Ibid. —— *f. f.*

(5) Bruckner essayait pendant toute la première période du traitement, de relâcher les muscles et les

met à l'enfant une bottine faite de peau de gant très-souple , qui lui recouvre tout le pied et la jambe jusqu'au genou. On place ensuite la lame demi - circulaire ou le point d'appui sur la convexité du bord externe du pied vicié dans tout le trajet compris, depuis le dessous de la malléole externe et tout l'os cuboïde (1). On l'y adapte de manière qu'une bonne portion de la concavité de l'*hypomochlion* presse sous la plante du pied. On fait ensuite glisser d'avant en arrière la lame horizontale (2) jusqu'à ce que l'endroit de sa plus grande convexité corresponde au milieu de l'*hypomochlion* , sur lequel on la fixe au moyen de la vis (3). A l'aide de la courroie cousue à l'extrémité postérieure de la lame

---

ligamens raccourcis du pied ; pour cela , il employoit pendant plusieurs semaines , matin et soir , des onguens émolliens, des pédiluves , des frictions sur le gros de la jambe et sur la malléole externe. La pratique m'a appris qu'on pouvoit se passer de tout cela , ou bien qu'on pouvoit user de ces moyens pendant l'application du premier appareil , ce qui économise singulièrement le temps.

(1) Pl. V, fig. I. *c. b.* fig. II. *a.*

(2) Ibid. , fig. II. *b.*

(3) Ibid. —— *e.*

horizontale (1), on environne le calcanéum
sans le comprimer, même sans le toucher;
on la porte sur le cou du pied, en la diri-
geant au dessous de la malléole interne, en
l'appuyant sur la protubérance ou le sommet
de l'os naviculaire dévié en haut, loin de sa
position naturelle : enfin, on fixe les deux
bouts de cette courroie postérieure aux petits clous (2) qui pointent en dehors du bord
supérieur du point d'appui. Afin que cette
courroie ne presse pas trop sur la face interne du cou du pied, on y interpose un
coussinet très-mou, fait d'une toile mince
repliée en plusieurs doubles (3). Après
avoir ainsi tout disposé, on procède à l'application de la seconde courroie (4). Celle-ci
environne la pointe du pied depuis la base
des orteils; avec les mains, on conduit peu
à peu la pointe du pied de dedans en dehors
sans occasionner de douleur à l'enfant ; enfin
on fixe cette courroie antérieure à l'extrémité correspondante de la lame horizontale

---

(1) Pl. V, fig. II. g.
(2) Ibid. —— f. f.
(3) Ibid. —— h.
(4) Ibid. —— i.

que l'on serre peu à peu en pressant son
extrémité antérieure , du côté externe vers
la pointe du pied. Dans les premiers jours ,
ces efforts , exercés sur la lame horizontale ,
doivent être légers ; successivement on les
augmente en fixant d'un trou plus loin , la
courroie antérieure, et ainsi de suite , insensiblement jusqu'à ce que l'avant - pied ait
repris avec le tibia tous les rapports qu'il
doit avoir.

XXV. Il est facile de concevoir quel doit
être l'effet d'une machine élastique aussi
simple. On peut regarder comme double la
lame horizontale fixée dans son milieu sur
l'hypomochlion. L'une s'étend de ce même
centre d'union jusqu'à la pointe du pied ;
l'autre part du même point , et se porte au-
delà du calcanéum. La première , aidée de
la courroie antérieure, tend incessamment à
reconduire l'avant-pied de dedans en dehors ;
la seconde , au moyen de la courroie postérieure qui passe sur la face interne du cou
du pied pour aller s'unir au sommet de l'hypomochlion , exerce continuellement une
force qui fait tourner du haut en bas , de
dehors en dedans du pied la tubérosité interne ou le sommet supérieur vicieusement

disposé en haut , de l'os navicalaire qui est insensiblement reconduit au dessous de la malléole interne , selon sa position naturelle avec le bord interne , et de travers avec le dos du pied. C'est la seule disposition favorable pour que la cavité articulaire de cet os puisse recevoir et couvrir complètement la tête articulaire de la tubérosité antérieure de l'astragale , et par conséquent corriger l'irrégularité du dos du pied. En outre , l'hypomochlion (1) eu égard à son trajet sous la plante du pied , par le bord externe , aide , quand l'enfant marche ou reste de bout , à soulever , à suspendre , pour ainsi dire , sur le sol le bord externe du pied , et contribue ainsi à faire retourner le cuboïde , les cunéiformes , les têtes des os du métatarse de dessous la plante du pied en dehors , et dans leurs rapports naturels avec le tibia et la malléole externe.

XXVI. Cet appareil, qui doit être en place nuit et jour, n'empêche point l'enfant de se tenir debout , ni de marcher , et quand il marche , il n'est pas plus incommodé que lorsqu'il veut s'asseoir , parce que la lame

______

(1) Pl. V, fig. II, III. a.

orizontale toujours en oscillation par la pression alternative du pied sur le sol , se prête
à la fausse position de cette partie en dedans ,
alors même que d'une manière insensible ,
elle le redresse davantage et le reconduit
dans sa direction naturelle avec la jambe :
la marche facilite aussi la guérison , en ce
qu'elle contribue à faire élever le bord externe du pied qui porte sur le point d'appui
ou la lame circulaire ; en ce qu'elle presse
et tend plus la lame horizontale. Que la
pointe du pied soit seulement tournée en
dedans , ou en même-temps en haut , il n'y
a là aucune différence remarquable , comme
on le voit dans une figure donnée par Fabrice de Hilden (1) , où il parle de cette espèce de difformité des pieds , puisque la
lame horizontale maintenue parallèle au sol ,
a le double usage de reconduire la pointe du
pied en dehors et de l'abaisser en s'approchant du sol. Cet appareil élastique que je
viens de décrire , produit effectivement les
deux avantages mentionnés ci-dessus. Il soulève de dessous la plante du pied en dehors , le
bord externe en faisant tourner sur leur axe

---

(1) Centur. VI. Obs. 90.

l'os cuboïde, les cunéiformes, les têtes des os du métatarse; il reporte sa tubérosité, ou le sommet interne du naviculaire, de dehors en dedans, de haut en bas dans la direction du bord interne du pied et au dessous de la malléole interne. Ce que j'avance est prouvé de la manière la plus convaincante : 1°. On observe que pendant le traitement, la callosité de la peau, qui se trouvoit auparavant au dessous du bord externe, se transporte peu à peu en haut sur le dos du pied ; 2°. on voit que la malléole externe qui touchoit presque la terre, prend par degré une position plus élevée, et qui correspond à la hauteur du cou du pied ; 3°. enfin, il est à remarquer que la malléole interne qui, auparavant, n'étoit presque pas apparente, parce qu'elle étoit cachée par le sommet ou par la tubérosité de l'os naviculaire tourné en haut, se porte peu à peu en dehors pendant le traitement, et que le dos du pied qui étoit aussi déformé par la saillie que faisoit la tête articulaire apparente de l'astragale, reprend sa forme régulière.

XXVII. Chez les enfans âgés de trois ou quatre ans, deux mois suffisent pour cette

première

première époque du traitement, pourvu qu'on y apporte beaucoup d'exactitude, et que l'on substitue à propos une seconde lame horizontale d'une élasticité ou d'une force plus grande, à la première devenue trop foible. Il faut, en outre, toujours prendre toutes les précautions nécessaires pour que l'appareil ne fasse jamais souffrir l'enfant, soit parce qu'il seroit trop serré, soit parce qu'il seroit déplacé d'une manière quelconque.

XXVIII. Vers la fin de cette première époque du traitement, quoique l'avant-pied soit dans la direction de la jambe, et même porté plus en dehors que dans l'état naturel, à la manière de ceux que les Latins appellent *valgi;* néanmoins la tubérosité postérieure du calcanéum qui donne attache au tendon d'achille, semble encore ne pas exister, parce qu'elle se trouve toujours tournée en dedans et tirée en haut par l'extrême tension de ce même tendon, dirigé obliquement de dehors en dedans de la jambe. C'est alors que commence la seconde époque du traitement; c'est celle que je vais décrire. Elle consiste dans l'application du second appareil, qui n'est, à proprement parler,

que le premier, avec quelque modification
ou addition d'une troisième lame d'acier
battu, dont la force doit suppléer celle des
péroniers, et reconduire davantage en dehors le corps et la tubérosité postérieure du
calcanéum, encore plus que ne l'avoit fait
le premier appareil, et de maintenir en
même temps le tibia et le péroné dans une
ligne perpendiculaire à l'astragale.

XXIX. Les différentes pièces qui composent cet appareil sont les suivantes : Une
pantoufle dont le quartier postérieur (1)
est fait d'une lame parabolique d'acier
mince, flexible, élastique, qui comprend le
calcanéum et l'embrasse de chaque côté jusqu'aux malléoles. En dedans, cette lame parabolique est plus courte qu'en dehors.
L'extrémité de chaque côté est légèrement
recourbée en dehors, pour que la peau du
pied n'en soit point offensée. La hauteur de
cette pièce est telle que, pendant le traitement, la tubérosité postérieure du calcanéum peut s'enfoncer et descendre profondément. Dans le foud, se trouve cousue une
semelle de cuir de la longueur de toute la

____

(1) Pl. VI, VII, fig. I. aa.

plante du pied (1) , qui en est surmontée dans toute sa circonférence : on l'a fixée ainsi au moyen de plusieurs cordons que l'on noue sur le dos du pied (2). La lame parabolique est tenue en position autour du calcanéum , au moyen d'une courroie matelassée (3) ; qui embrasse le cou de pied. Toute cette même partie postérieure est garnie de lisière en dedans , et recouverte de toutes parts d'une peau de gant très-douce. En dehors, on voit un point d'appui et une vis (4) semblable à celle du premier appareil (5) ; de sorte que la lame horizontale peut être portée en avant, en arrière , et être fixée de la même manière que je l'ai déjà démontré.

XXX. A l'extrémité postérieure de la lame horizontale (6), est cousue , comme dans le premier appareil (7) , une courroie qui environne le calcanéum en dehors

---

(1) Pl. VI , VII , fig. I. b b.
(2) Ibid. —— C.
(3) Ibid. —— d.
(4) Ibid. —— e.
(5) Pl. V , fig. II , III. e.
(6) Pl. VI , VII. h.
(7) Ibid. —— f.

de la pièce parabolique ; au côté interne de laquelle on la fixe au moyen d'un bouton destiné à cet usage. En devant, on voit la courroie antérieure bien rembourrée (1), qui environne le pied à la racine des orteils, précisément comme dans le premier appareil. Sur le côté externe de la plaque *parabolique*, on a pratiqué une fente (2) perpendiculaire ; longue de trois ou quatre lignes, et située dans une direction à peu près correspondante à la malléole externe. Cette fente ou rainure sert à unir, ou plutôt à articuler la pièce parabolique avec la perpendiculaire dont je vais parler.

XXXI. Celle-ci s'étend depuis la *parabole*, la malléole externe, le péroné jusqu'à la tubérosité extérieure du tibia (3). Sur son extrémité inférieure, on voit une cheville (4) figurée comme la lettre T, qui pénètre dans l'ouverture pratiquée sur le côté externe de la lame parabolique. Pour faire entrer cette cheville, il faut placer ho-

______

(1) Pl. VI, VII. g.
(2) Pl. VII, fig. II. b.
(3) Pl. VI, VII. K.
(4) Pl. VII. b.

rizontalement la lame qui doit être verticale, puis l'élever perpendiculairement selon la longueur de la jambe. Alors la cheville se trouve en travers de la fente, et il
en résulte entre les deux pièces une espèce
d'union, ou, comme je le disois, une articulation qui laisse au pied la liberté d'exécuter
les mouvemens de flexion et d'extension.
Puis, le long de la face externe de la jambe,
cette pièce perpendiculaire est retenue dans
un état de tension modérée, au moyen de
deux segmens de lame mince d'acier bien
garnis (1), fourni d'un point d'appui avec la
vis (2), et de courroies (3) également rem-
bourrées. La lame perpendiculaire doit être
d'une élasticité médiocre, autrement elle ne
pourroit être adaptée sur le côté externe de
la jambe ; ou bien, si on l'y adapte avec
force, elle occasionne des douleurs ou des
incommodités qui ne sont point faciles à supporter. Le point d'appui inférieur (4) de
cette même lame se place vers le tiers infé-

---

(1) Pl. VI, VII, fig. I. l. m.
(2) Ibid. —— n n.
(3) Ibid. —— o o.
(4) Pl. VI. l.

rieur de la jambe, ou plus bas, selon que l'on veut que cette pièce exerce plus ou moins de force pour soulever, suspendre et porter en dehors le côté externe de la lame parabolique, et en même-temps le corps du calcanéum, ainsi que la tubérosité postérieure de cet os.

XXXII. Comme je le disois, ce second moyen n'est que le premier modifié et augmenté de la lame perpendiculaire. Après avoir recouvert le pied et la jambe jusqu'au genou, d'une bottine de peau de gant, on fait descendre le plus qu'on peut le calcanéum recourbé dans le fond de la pièce parabolique (1), qu'on fixe aussitôt sur le cou du pied avec la courroie garnie, destinée à cet usage (2). Si, par son extrémité, quoique recourbée en dehors, le côté externe de la lame parabolique presse trop sur la peau, on la recourbe davantage en dehors, et on place entre elle et le pied un coussinet de toile (4). On fixe également sur le cou du pied la semelle de cuir (4); puis on fait glis-

---

(1) Pl. VI. a a.
(2) Ibid. d.
(3) Ibid. p.
(4) Ibid. b b. c.

ser en avant la lame horizontale (1) que l'on fixe avec la vis (2). L'extrémité postérieure de cette lame horizontale s'unit au côté interne de la parabolique, au moyen de sa courroie (3). On en fait autant de celle qui est à l'extrémité antérieure, et qui est destinée à retenir l'avant-pied en dehors (4). Enfin, on applique l'extrémité inférieure de la lame perpendiculaire en la plaçant horizontalement au côté externe de la parabolique (5); puis on la soulève perpendiculairement en la pressant doucement, afin que par sa convexité, elle s'adapte le long du côté externe de la jambe où on la fixe, au moyen de deux segmens de lame d'acier, garnis (6) et munis d'une vis. Ces segmens serrent la jambe en raison du plus ou du moins d'élasticité que l'on veut donner à la pièce perpendiculaire.

XXXIII. Il me paroît évident que cette machine, appliquée avec exactitude et toute

---

(1) Pl. VI. h.
(2) Ibid. e.
(3) Ibid. f.
(4) Ibid. g.
(5) Ibid. i.
(6) Ibid. m.

l'attention nécessaire pour que, dans le principe, les lames d'acier ne soient trop fortes ni trop serrées, doit produire trois avantages. 1°. Elle maintient l'avant-pied en dehors; 2°. elle redresse le calcanéum en le faisant rouler sur son axe, de manière que sa tubérosité postérieure qui donne attache au tendon d'achille, se porte de dedans en dehors et de haut en bas ; 3°. elle contrebalance les puissances musculaires communes à la jambe et au pied, assez pour les rendre capables de retenir fermement la jambe à plomb sur l'astragale. En effet, la plaque horizontale dont le point d'appui se trouve sur le côté externe de la parabolique, tend continuellement à retenir l'avant-pied en dehors, et sans faire aucunement souffrir le malade, tant parce que le point d'appui de cette lame horizontale ne tombe pas sur la peau du pied, mais bien sur le côté externe de la parabole, que, parce que ce même point d'appui se trouve plus éloigné de la convexité de cette même plaque, et de la résistance que dans le premier appareil. Il n'est pas besoin d'une grande force, pour que l'avant-pied se trouve ramené dans sa juste position, moyennant l'activité du premier appareil. La lame perpendiculaire agit sans cesse en soulevant et suspendant pour ainsi dire avec le côté externe de la lame parabolique, le bord extérieur du corps des *calcanéum* qui se porte de dedans en dehors, et qui décrit avec sa tubérosité postérieure, un arc de cercle bien prononcé. Relativement à la tubérosité postérieure du calcanéum, à laquelle s'insère le tendon d'achille, cet effet existe d'autant plus facilement, que l'enfant qui met le pied à terre, a le centre de gravitation de tout son corps, qui pèse davantage sur le côté interne de la lame parabolique que sur l'externe; de sorte que le dedans de cette lame tend toujours à porter de dedans en dehors la tubérosité postérieure du calcanéum. En outre, la lame verticale fixe à plomb la jambe sur l'astragale, en raison de son point d'appui supérieur sur la tubérosité externe du tibia, et de son inférieur sur le côté externe de la lame parabolique, avec laquelle il y a une union intime, une articulation en dehors du calcanéum. Cette lame verticale supplée à l'action des muscles péroniers, tant parce qu'elle élève et tient suspendu de terre le bord externe du pied, que parce qu'elle réta-

blit l'équilibre entre ces muscles et les tibiaux; et que de cet équilibre dépendent, et
la fixité de la direction précise du pied avec
la jambe, et la position ferme de celle-ci sur
l'astragale pendant la station. et la progres-
sion. Enfin, la force artificielle, qu'à l'aide
de cette lame perpendiculaire on substitue
à la foiblesse des péroniers, combinée avec
celle qu'exercent les muscles tibiaux, contribue beaucoup à faciliter la flexion directe
du pied sur le tibia, à vaincre la résistance
qu'oppose le tendon d'achille, et pour le
dire en un mot, à provoquer la descente
de la tubérosité postérieure du calcanéum
dans ses rapports avec le sol, et dans sa direction avec la plante du pied.

XXXIV. On a, pendant le cours du traitement, une preuve certaine que ce second
appareil élastique tire le calcanéum de dedans en dehors, de haut en bas, de manière que sa tubérosité postérieure, à laquelle s'insère le tendon d'achille, touche
enfin à terre dans la direction précise qu'il
doit avoir avec la plante du pied. Cette
conviction est grande, quand on observe
que le talon qui, sur le principe du second
stade de ce traitement, sembloit manquer

tout-à-fait, parce qu'il étoit situé obliquement dans le fond de la lame parabolique,
où on ne le distinguoit pas au toucher, eu
égard à sa direction en dedans du pied,
commence à faire saillie dans le fond de
cette même plaque parabolique, et à faire
connoître clairement la tubérosité postérieure du calcanéum. Bien plus, le calcanéum ne faisoit aucune impression d'abord
sur la semelle de cuir qui garnit le dessous
du pied, tandis qu'à l'instant dont il s'agit,
cette impression du calcanéum est bien prononcée. Enfin, on observe qu'à mesure que
la tubérosité postérieure du calcanéum se
porte de dedans en dehors du pied, et
s'abaisse dans sa juste direction avec la
plante du pied, le tendon d'achille, qui
étoit oblique de dehors en dedans de la
jambe, devient perpendiculaire et parallèle
à la face postérieure et à l'extrémité inférieure du tibia.

XXXV. Ce second appareil élastique laisse,
comme le premier, toute la faculté de se
tenir debout, de marcher; il a aussi cet
avantage remarquable, que les enfans guérissent d'autant plus promptement qu'ils
marchent davantage. Il est cependant à re-

marquer que cette seconde période de tout
le traitement exige ordinairement le double
de temps de la première. Car si , pour ramener l'avant-pied dans sa juste direction
avec le tibia , il a fallu employer trois mois ,
six autres seront nécessaires pour faire poser à terre la tubérosité postérieure du calcanéum , et pour la mettre de niveau
avec le reste de la plante du pied. Le traitement est achevé , lorsque le calcanéum et le
tendon d'achille sont bien situés ; lorsque
l'enfant marche et court vîte , sans vaciller ;
qu'il porte les pieds plus en dehors que de
coutume , et à la manière de ceux qui ont
une torsion en dehors , et que les Latins
appellent *valgi*.

XXXVI. De même que la première ,
cette seconde partie du traitement ne demande que de l'exactitude de la part de celui qui assiste l'enfant , afin que la force des
lames élastiques soit accrue peu à peu jusqu'au point nécessaire , et pour que l'appareil ne se dérange ni le jour ni la nuit.
Du reste , pendant toute cette seconde
époque , le traitement s'effectue avec une satisfaction telle que l'enfant n'accuse jamais
de douleurs , ni aux pieds ni aux jambes ,

et qu'il ne s'oppose point à ce qu'on lui accommode l'appareil, qu'il est bientôt habitué de porter. Ensuite, à mesure que ses pieds se redressent, il acquiert plus d'assurance pour se tenir debout et s'appuyer dessus; il prend plus de courage à se mouvoir, à marcher et à courir. Dans cet heureux état de choses, on met de côté toute espèce d'appareil. L'enfant porte seulement pendant un an des brodequins sans talons, et lacés sur le dos du pied jusqu'au milieu de la jambe. Cette chaussure de cuir est différente de celle dont on use communément ; car le bord externe de la semelle doit être plus élevé que l'interne. De cette manière, le pied et la jambe continuent plus long-temps à être soulevés de terre et suspendus en dehors ; enfin, les muscles et les ligamens du pied ne cessent de prendre plus de vigueur qu'ils n'en avaient.

XXXVII. Passé l'âge de sept ans, Venel n'entreprenoit le traitement d'aucun enfant ainsi déformé (1). Pour moi, je suis assuré

---

(1) Huit planches représentent chacun des genres différens et distincts des difformités des membres, par *Venel.*

qu'à l'aide de l'appareil que je viens de décrire , on peut espérer un bon succès jusqu'à l'âge de dix et même douze ans. Il est
une vérité générale, que moins les enfans
sont avancés en âge, plus les circonstances
sont favorables à leur guérison. Hippocrate (1) l'avoit déjà dit , et le bon sens le
suggère. D'ailleurs , il est notoire que les
personnes ainsi affectées et parvenues à un
âge avancé , ne pouvant que peu ou point
fléchir et étendre le pied , doivent nécessairement avoir une anchylose vraie, tant de
l'articulation de l'os naviculaire avec la surface correspondante de l'estragale , que de
celle de cet os avec le tibia et le péroné.
Néanmoins, cet état existe rarement avant
les premières années de la puberté (2).

____

(1) *Lib. de Articulis* , sect. VI. Quicumque à nati-
vitate mutili siunt , plerique ex iis curabiles sunt ,
si non valdè magna emotio facta fuerit , aut etiam
præ auctis jam pueris contigerit. Optimum igitur est
ut talia quàm celerrimè curentur priusquàm admodùm magnus carnium defectus circà tibiam contingat.

(2) Je ne crois pas nécessaire d'ajouter ici aucun
détail sur l'application de ces moyens dans le cas où
on auroit à redresser des pieds tournés en dehors. On

XXXVIII. Sur la proposition d'Hippocrate, il me semble que c'est ici le lieu favorable de transcrire, outre celui que j'ai déjà cité plus haut, un autre passage de son livre *De Articulis*. Si je ne me trompe grandement, il en résulte que le père de la médecine s'est assez approché de la vérité, en proposant, comme il l'a fait, les indications curatives, et les moyens de corriger cette difformité. Le vieillard de Cos disoit : « Animadvertendum autem in horum curatione
» est, ut tibiæ circà malleolum os quod
» extrinsecùs est, ad internam partem detru-
» datur et dirigatur, ut calcanei os quod è
» directo illi subjacet ad externam partem
» retrudatur, quò ossa quæ eminent sibi
» ipsis occurrant juxtà medium ac obliquum
» pedem. Digiti verò accervati, una cùm
» magno digito ad internam partem incli-
» nentur, atque ità circùm circà cogantur.
» Propè autem deligare opportet cerato re-
» sinato, et spleniis, et linteis mollibus non
» paucis, nequè nimis compressis ; atque

---

comprend sans peine que dans de telles circonstances, le point d'appui doit être placé au côté interne du pied.

» ità deligationis circumductiones facere ve-
» luti etiàm manibus directio pedis fiebat,
» quo pes paulò magis ad valgum vergere
» videatur. Soleam etiam quandam facere
» opportet, aut ex pelle non nimis dura, aut
» ex plambo, eamque insuper adligare non ad
» *corpus* positam (1), sed ubi jam postremis
» linteis deligare voles. Cum verò jam deli-
» gatus fuerit, unius alicujus lintei ex his
» quibus deligatur initium ad deligamenta,
» quæ infrà pedem sunt adsuere opportet è
» directo parvi digiti, et posteà sursùm
» extendere, ità ut moderatè habere videa-
» tur; atque sic suprà suram circumdare,
» quo sic extentum et collocatum stabile ma-
» neat. In summa, quasi quis ceram fingat,
» ad naturam justam adducere opportet, ità
» ut et inclinata, et distenta præter naturam
» et manibus sic dirigamus, et similiter de-
» ligatione. Adducamus autem non violen-
» ter, sed leniter. Adsuere verò ità opportet
» lintea ut conducant ad reparationes ac ap-
» prensiones (2) faciendas. Aliæ enim clau-

---

(1) Foësius non ad *cutem* positam.

(2) Foës. ità vero fasciæ assuendæ, ut quemadmodùm opus est membrum excipiatur.

» dicationes

» dicationes alia reparatione opus habent.
» Calceum insuper plumbeum facere oppor-
» tet extrà deligationem adligatum , qualem
» modulum crepidæ chiæ habebunt. Verum
» nihil ipso opus est , siquis et manibus rectè
» direxerit , et linteis rectè deligaverit , et
» appensiones , et reparationes per adsuta
» lintea rectè fecerit. Atque hæc quidem est
» curatio ; et neque sectione , neque us-
» tione , neque alia varietate quicquam opus
» habet. Citiùs enim talia medicinæ obtem-
» perant quam quis putaverit , devincere
» tamen tempore opportet, donec in justis
» figuris corpus auctum fuerit. »

XXXIX. L'indication curative générale
établie par Hippocrate , et qui consiste à
ramener les pieds tors de naissance , dans
leur juste position , et avec douceur, au
moyen des bandages , comme on le feroit si
on modeloit de la cire avec les doigts , ne
pouvoit être ni mieux conçue ni exposée
avec plus de clarté. Quant aux moyens à
employer , il nous apprend que quelques
bandes devoient être cousues à une semelle
de cuir contre le petit orteil, et dirigées en
haut de manière qu'elles *suspendissent* ,

pour ainsi dire, le bord externe du pied, et le renversassent en sens contraire à celui qui avoit produit la difformité. Cette espèce de bandage me semble correspondre à la lame élastique perpendiculaire du second appareil que j'ai décrit. Comme je l'ai observé §. VI, Hippocrate a distingué dans le Livre que j'ai cité, les difformités *congénitales* de celles qui sont l'effet d'une luxation imparfaite, ou non réduite. C'est pourquoi je ne conçois pas par quel motif Marc-Aurèle Severin, d'ailleurs très-versé dans la lecture des anciens médecins, d'Hippocrate sur-tout, a écrit dans son Livre *De recondita absc. naturâ*, cap. VI, *De Gibbis, valgis, varisque* : « Apud antiquos qui sunt omnes Græcos, Latinos, Barbaro Latinos, Mauros, Arabos, Pœnos, qui vel omnem medicinæ perceptionem, vel nobilem hujus quamcumque partem tradiderunt, incertum est cui malæ conformationis generi, vel speciei hanc quàm discutimus retulerint, apud quos nimirùm ea de re ne verbum quidem. » Quand, comme je le disois, Hippocrate nous a non-seulement donné une juste idée de l'essence de cette difformité, mais encore nous a laissé

par écrit, les véritables indications curatives générales, et quelques moyens propres
à détruire cette infirmité.

XL. Bien que dans ce Mémoire je n'aie eu
d'autre but que de parler des difformités
congénitales des pieds, néanmoins, pour
l'avantage de la jeunesse, je ferai quelques
additions relatives au cas où cette infirmité
se manifeste après la naissance, et est l'effet
de causes internes ou externes.

XLI. Je regarde comme incurables ces
torsions des pieds, produites par le rachitis.
Alors, non-seulement les os du pied sont
déformés dans leur structure, dans leur
configuration et dans leurs moyens d'union,
mais encore la hanche, la cuisse et la jambe
sont contournés d'une étrange manière. Je
n'ai aucun espoir de guérison pour de semblables infirmités, effet de tumeurs blanches
avec empâtement, infiltration des ligamens
et gonflement manifeste des têtes articulaires
des os. J'en dirai autant de tout ce qui est
le produit d'une affection chronique, rhuma-
tique ou goutteuse; d'une luxation mal réduite, non réduite et négligée long-temps
après l'accident, dont il s'en est suivi la réunion des surfaces articulaires entre elles,

et par conséquent, l'impossibilité de jamais rétablir le mouvement de ces parties.

XLII. Je crois, au contraire, très-susceptibles de guérison ces torsions récentes des pieds qui sont produites par une fausse position sur le sol pendant la marche, qui dure depuis si long-temps, qu'elle est presque devenue habituelle. J'en dirai autant de celles qui sont occasionnées par une extrême foiblesse des ligamens et des muscles, d'un côté ou de l'autre de la jambe, destinés à mouvoir le pied; enfin, de celles qui sont la suite d'une luxation quoique récemment réduite, mais qui, nonobstant, a laissé dans l'articulation du pied avec la jambe une mauvaise disposition, et une propension à la torsion du pied.

XLIII. Bruckner (1) rapporte l'histoire d'un homme de soixante-quatre ans, qui avoit eu des pustules véroliques sous la plante du pied droit. Pendant long-temps, elles l'empêchèrent de marcher autrement que sur le bord externe du pied; il en contracta bientôt l'habitude, et finit par avoir

---

(1) Uber einervarts gedrehte fusse, und deven behanlung Besonders nach D^r. Venels methode.

le pied droit contourné en dehors. Le même auteur parle d'une fille de sept ans qui, depuis long-temps, portoit un ulcère artificiel sur le bord interne du pied. Pour n'éprouver aucune douleur, cet enfant, dit Bruckner, marcha pendant quelque temps sur le bord externe du pied, et finit, comme l'homme cité plus haut, par avoir une torsion en dehors, et la jambe correspondante fort amaigrie. Cette fille fut parfaitement guérie, moyennant l'application de l'appareil de Venel. D'après ce fait, je ne doute nullement qu'ont n'eût pu guérir l'homme de soixante-quatre ans, si, comme chez cette fille, le traitement en eût été entrepris à temps.

XLIV. La pratique nous donne souvent l'occasion d'observer que, dans le cas de fractures simples ou compliquées, de déchirures ou de plaies graves de la jambe, qui exigent de placer le membre blessé sur son côté externe, précisément comme l'enseignoit Pott, les malades quittent le lit avec le pied sensiblement contourné en dedans et en marchant sur son bord externe. Je pense que cette espèce de torsion qui donne toute peine au malade qui sort du lit, qui inquiète tant le chirurgien , peut se corriger en peu de temps à l'aide de l'application de l'appareil que j'ai décrit pour la guérison des pieds naturellement contournés en dedans , plutôt que par le seul usage des topiques astringens et fortifians.

XLV. Les enfans qui ne sont point rachitiques , à proprement parler, mais ceux dont la constitution est délicate , chez lesquels la foiblesse des ligamens , la flaccidité des muscles qui meuvent le pied sur la jambe, celle-ci sur le pied , rendent la marche difficile , ou qui, en marchant, sont menacés de se tordre le pied , peuvent retirer de grands avantages du second appareil que j'ai décrit , qui consiste à maintenir le pied dans la direction qu'il doit avoir avec le tibia et la malléole externe , et à retenir solidement d'aplomb la jambe sur l'astragale.

XLVI. Après une luxation complette du pied, dont la violence a occasionné la rupture d'un partie des ligamens , ou leur distension extraordinaire et leur grand affoiblissement, il arrive souvent que dans l'endroit où l'os s'est échappé, les ligamens s'enflamment ainsi que les tendons et les autres substances ligamenteuses et molles qui les

recouvrent. Il est vrai que le malade étant
une fois regardé comme guéri, on peut facilement dissiper tous ces symptômes à l'aide
des topiques doux et émolliens employés
pendant le cours de l'inflammation, et en leur
substituant les astringes ... les fortifians, lorsque celle-ci est supprimée. Mais si, dès l'instant que le malade quitte le lit, il lui est impossible de poser le pied à terre avec autant
de précision qu'avant l'accident, le chirurgien observe que le pied luxé, quoique parfaitement réduit, perd de sa direction naturelle avec le tibia. Le chirurgien et le malade se trompent en se persuadant qu'avec le
temps, le tout se rétablira, même en usant
des boues thermales et des douches. Tous
deux reviennent bientôt de leur erreur, en
voyant que malgré tous ces moyens, la torsion ne fait qu'augmenter. Jackson (1) rapporte trois histoires d'heureuse guérison
obtenue avec ses machines destinées à redresser les pieds des enfans, contournés de

---

(1) Observ. on the inefficacions use of irons in cases
of luxations, and distorsions of the ancle joint, and
children born with deformed or Crooked feet.

naissance, tout en faisant mystère de son appareil. Le premier fait a pour objet un enfant de huit ans qui, un an auparavant, tomba d'un escalier et se luxa le pied en devant. Dans cet état, il portoit la pointe du pied en bas, le calcanéum se dirigeait en haut, et l'enfant ne pouvoit marcher sans béquilles. L'auteur assure que l'application de son appareil mystérieux procura bientôt à ce malade l'avantage de ne plus se servir que d'un petit bâton, de s'appuyer sur toute la plante du pied, de courir et sauter comme tous les autres enfans, sans avoir besoin d'aucun soutien. Dans le second cas, il s'agit d'une dame de vingt-six ans environ : elle s'étoit fait une entorse d'un pied du côté de la malléole externe. Le traitement fut fait selon toutes les meilleures règles de l'art ; mais quand la malade se crut guérie, son pied se courboit du côté de la malléole interne. En peu de semaines, et à l'aide de l'appareil de Jackson, le pied de cette dame reprit solidement tous ses rapports avec le tibia, et elle fut en état de marcher aussi bien qu'avant son accident. Le troisième cas fait mention d'un enfant de sept ans environ,

qui, trois ans auparavant, avoit eu le mal-
heur d'avoir le pied gauche pris entre un mur
et une porte, dans un moment où un domes-
tique poussa cette même porte avec beaucoup de force. Cet enfant avoit conservé son
pied contourné en dedans, et la maigreur
étoit sensible sur tout le reste du membre
correspondant. Après une expérience in-
fructueuse de beaucoup de remèdes externes, l'auteur en entreprit le traitement, et
fut assez heureux, comme il le dit, d'employer un temps bien plus court que celui
qu'il s'étoit proposé, pour remettre dans sa
position naturelle le membre de cet enfant,
qu'il vit enfin s'appuyer avec précision sur
toute la plante du pied. A la manière des
gens à *secrets*, Jackson ne laisse rien entre-
voir qui puisse donner la moindre idée des
moyens mécaniques qu'il a mis en usage pour
obtenir cette heureuse guérison. Néanmoins
il me semble qu'aujourd'hui on peut se passer de cette omission. En effet, à moins que
je ne sois fortement dans l'erreur, les moyens
que je viens de décrire peuvent, dans des
circonstances semblables à celles que je viens
d'exposer, produire les mêmes bons effets

obtenus par Jackson. Ils peuvent être utiles non-seulement dans les cas de torsions congénitales des pieds ; mais encore dans quelques autres circonstances où la difformité est produite par cette manière vicieuse de marcher, par la foiblesse des muscles et des ligamens qui de la jambe s'insèrent au pied ; dans celles qui dépendent d'une position inconvenante sur le côté externe de la jambe, d'une luxation mal réduite ou des suites de cet accident.

XLVII. Pour ce qui regarde le premier fait rapporté par Jackson, dans lequel il s'agit d'une luxation du pied en devant, avec la pointe inclinée en bas, et le calcanéum porté en haut, c'est le seul de tous ceux dont parle cet auteur, pour lequel mes appareils me semblent insuffisans. Dans celui-ci, comme dans toute autre espèce de torsion du pied avec la pointe en bas, appelée *pied-de-cheval* (1), je crois convenable de placer sous la plante du pied une plaque élastique qui, en raison que le petit malade marche davantage, réagisse plus contre la

______

(1) *Pied équin.* Audry , orthopœdie , tom. I , p. 88.

racine des orteils et l'avant-pied, jusqu'à en soulever la pointe et la repousser en haut, dans la direction qu'elle doit avoir avec le calcanéum. Cet appareil, que je me propose d'exécuter à la première occasion favorable, est le suivant. Je recouvre le pied et la jambe d'une bottine faite en peau de gant ; une lame parabolique embrasse le talon (1), elle est retenue au moyen de deux courroies, dont l'une (2) s'attache supérieurement à l'extrémité du côté interne de cette même plaque parabolique, après avoir embrassé l'extrémité inférieure de la jambe, au dessus de son articulation avec le pied, pour s'unir en haut au côté externe de cette lame parabolique (3). L'autre courroie (4) fixée en bas à l'extrémité du côté interne de cette lame élastique qui embrasse le talon, passe sur le dos du pied pour s'attacher inférieurement (5) à son côté externe. On adapte à la plante du pied une semelle de cuir flexi-

---

(1) Pl. VIII., fig. I. a a.
(2) Ibid. —— b, c.
(3) Ibid. —— d.
(4) Ibid. —— e e.
(5) Ibid. —— f.

ble et souple qui s'attache sur le dos du pied (1). Du fond de la plaque parabolique, on en voit une autre (2) qui se prolonge, dont la convexité correspond à la racine des orteils et aux têtes inférieures des os du métatarse. Outre cette plaque et la semelle de cuir , on met une lame de *liége* (3) cousue au cuir , et qui est légèrement sillonnée , pour que , dans ce sillon , la plaque placée sous la plante du pied puisse le porter en avant, en arrière et sur le côté , pendant la marche , ou lors du mouvement alternatif de pression et d'élévation exécuté par le pied. C'est pourquoi, quand l'enfant appuie sur la terre , la plante du pied porte à la racine des orteils , sur la plus grande convexité de cette lame , qui , de la parabolique , se prolonge jusqu'au bout du pied. La compression la fait céder et s'alonger ; alors elle agit contre l'avant-pied , qu'elle repousse de plus en plus , et insensiblement en haut , jusqu'à ce qu'il se trouve soulevé dans la

---

(1) Planche VIII , fig, I. g g. K.
(2) Fig. II. e. c. b., fig. g. I. i. h. m. h.
(3) Fig. I. 1., fig. II. d d.

même direction que la planté et le talon. L'élasticité et la convexité de la plaque qui se trouve sous la plante du pied devront être diminuées ou accrues en raison des circonstances.

XLVIII. D'après ces principes, sur lesquels j'ai cru pouvoir établir la maxime générale relative au traitement de la torsion congénitale des pieds, et aux moyens mécaniques les plus favorables et les plus efficaces pour parvenir à ce but ; chaque personne de l'art comprendra facilement comment, à l'aide des lames élastiques proposées, on obtiendra le double effet dont j'ai parlé ; savoir : de ramener , par degrés insensiblement accrus , ses parties déplacées, dans leur situation naturelle ; de suppléer avec une force artificielle à l'action naturelle affoiblie de l'une ou de l'autre classe de muscles qui s'insèrent aux parties déviées de leur position naturelle. Le praticien concevra sans peine comment, d'après la même méthode, on peut parvenir même à corriger cette difformité congénitale , ou survenue après la naissance, des têtes des os du tibia avec les condyles du fémur , et avec la rotule, dans laquelle le genou se porte, tantôt en dedans, tantôt en dehors. L'homme de l'art se rendra encore raison comment à l'aide d'appareils élastiques, on peut obtenir la correction de quelques difformités du tronc qui dérivent de l'inclinaison vicieuse de la colonne vertébrale. Ces deux derniers articles formeront le sujet d'un second Mémoire, lorsque l'expérience m'aura suffisamment instruit sur tous les points relatifs à cette importante question (1).

---

(1) Je crois devoir prévenir le Public, que je m'occupe sans relâche de constater les bons effets des moyens proposés par l'Auteur. Quelques succès que j'ai obtenus dans les cas de flexions du genou sur la cuisse, me font un devoir d'annoncer que je me chargerai, avec plaisir, du traitement des maladies qui font l'unique objet de ce Mémoire.

LÉVEILLÉ. D. M. P.

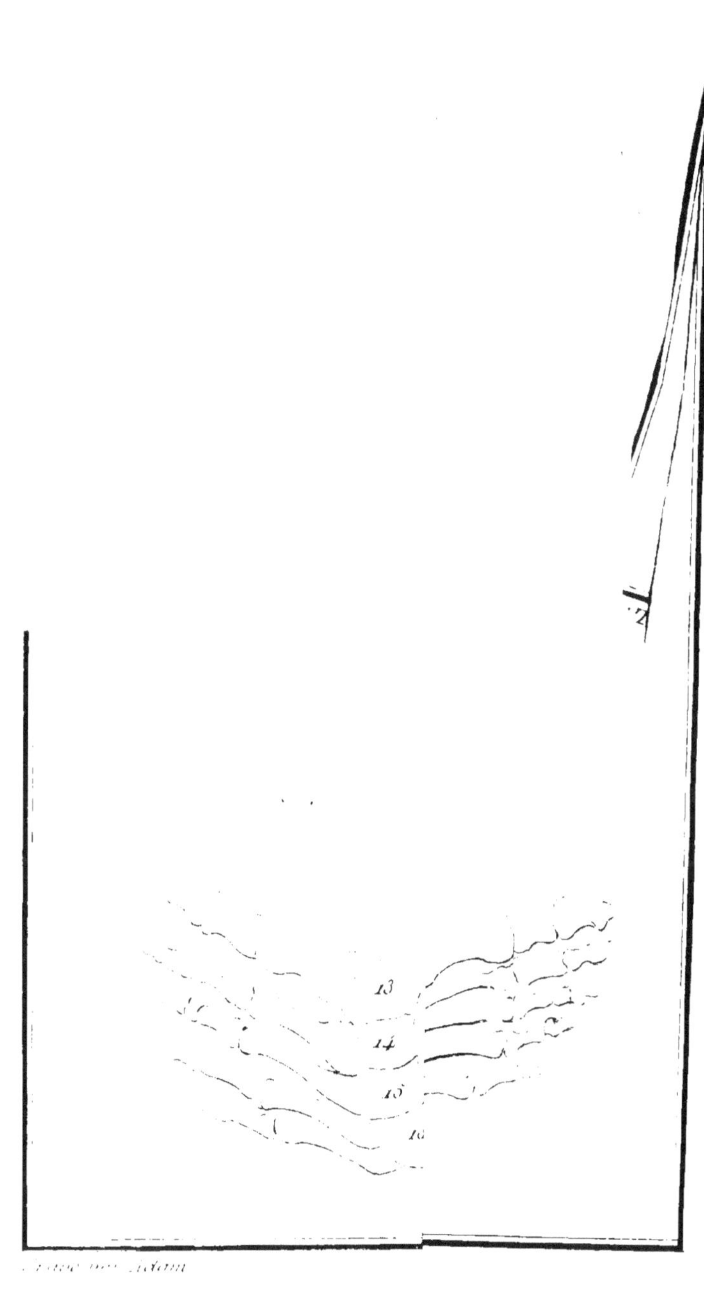

13
14
15
16

EXPLICATION

Des Planches du Mémoire sur la Torsion congénitale des Pieds des Enfans.

PLANCHE IV.

FIG. I.

1. Os de la jambe
2. Péroné.
3. Malléole interne.
4. Malléole externe.
5. Astragale.
6. Tête articulaire de l'astragale.
7. Os naviculaire.
8. Tubérosité interne de l'os naviculaire.
9. Tubérosité externe de l'os naviculaire.
10. Cuboïde.
11. Tubérosité antérieure du calcanéum.
12. Faisceaux ligamenteux qui unissent la tubérosité antérieure du calcanéum avec l'os cuboïde.

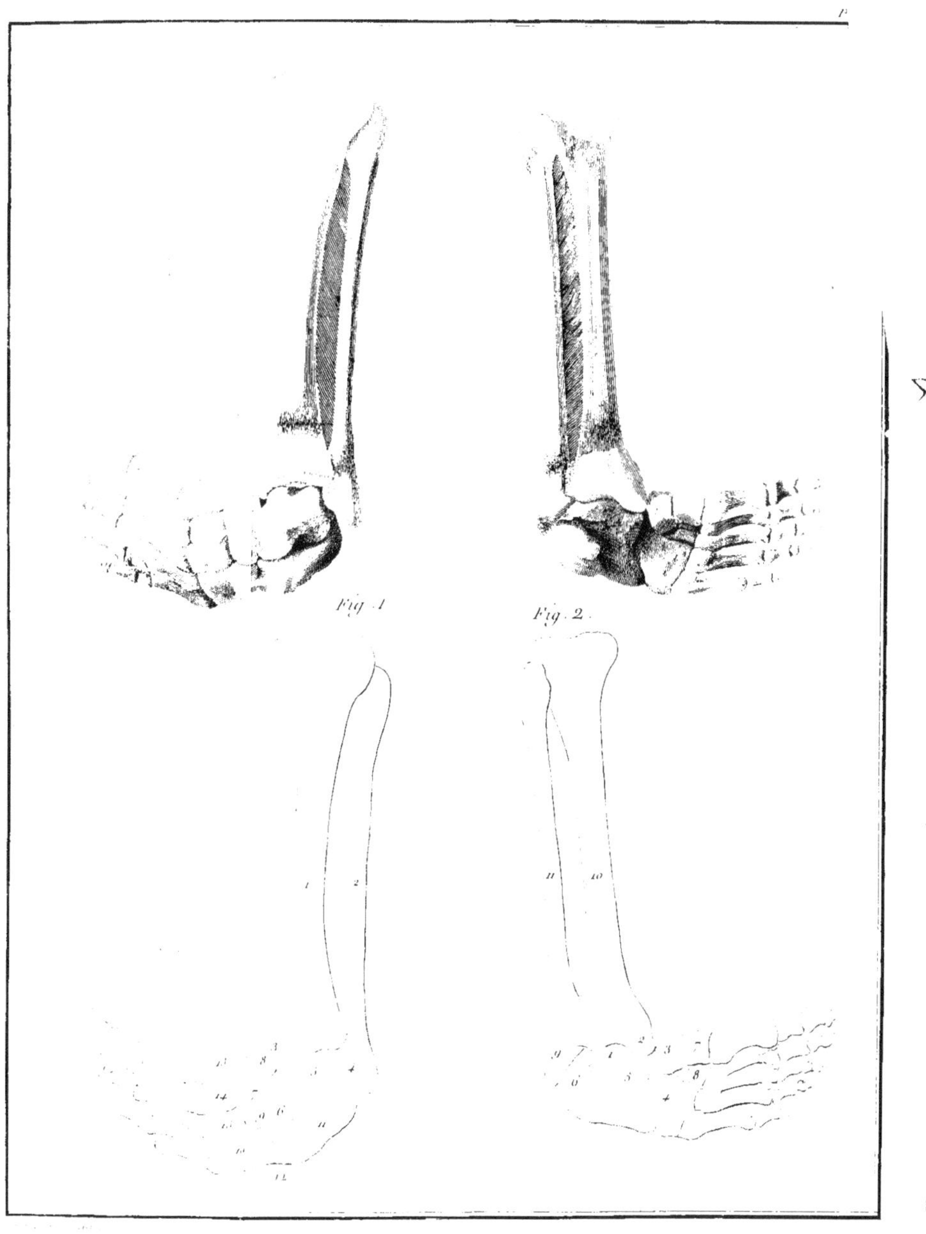

Fig. 1.
Fig. 2.

13. Grand os cunéiforme.
14. Le petit cunéiforme.
15. Le moyen cunéiforme.

F I G. I I.

1. Astragale.
2. Malléole interne.
3. Tubérosité interne de l'os naviculaire.
4. Os cuboïde.
5. Tubérosité antérieure du calcanéum.
6. Tubérosité postérieure du calcanéum.
7. Grand os cunéiforme.
8. Sommet des os , moyen et petit cunéiformes.
9, Malléole externe.
10. Tibia.
11. Péroné.

P L A N C H E V.

F I G. I.

Torsion congénitale en dedans , du pied d'un enfant.

a. Malléole externe.
b. Callosité du bord externe du pied.

c. b. Vicieuse

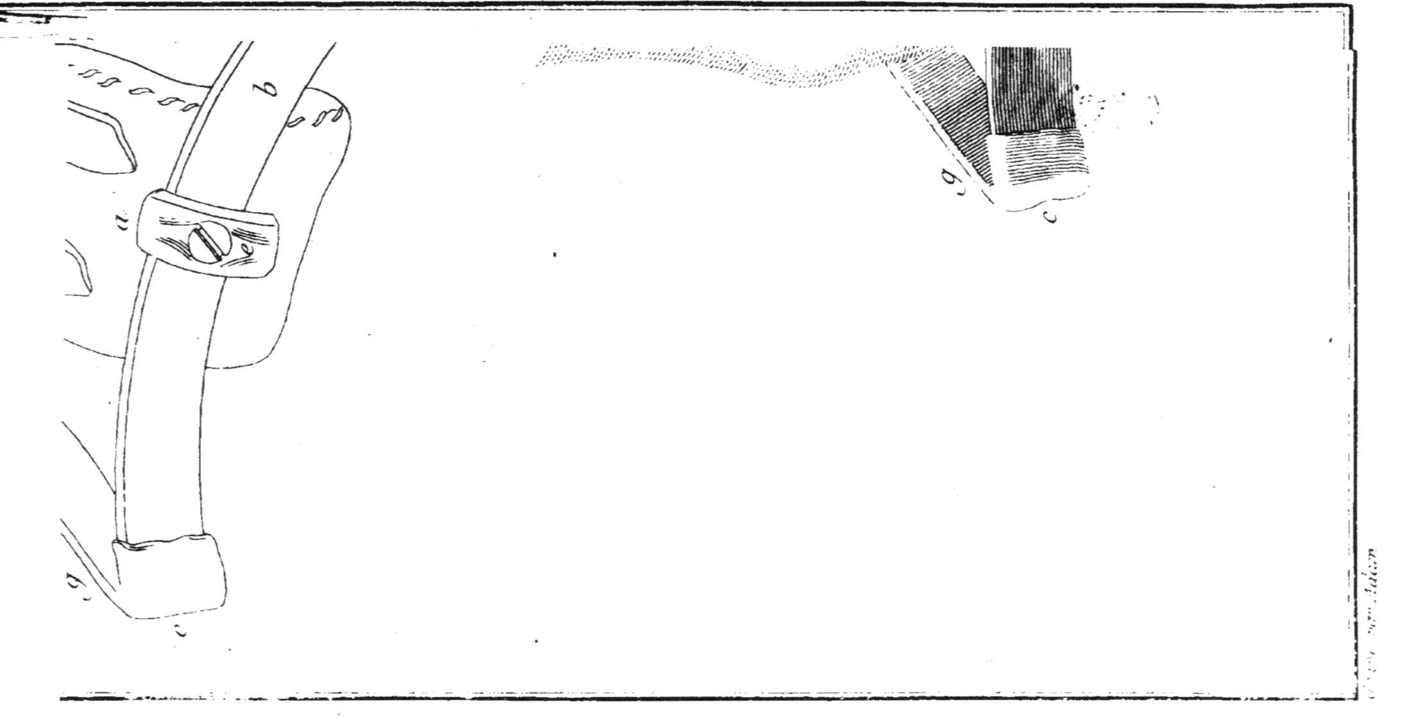
b
e
g
c
g
c

e. b. Vicieuse convexité du bord externe du
pied ; elle s'étend, de la tubérosité postérieure du calcanéum jusqu'à l'avant-pied.

F I G.   I I I.

*Premier Appareil en position et hors de
position.*

a. Plaque demi-circulaire ou *hypomochlion.*
b. Plaque horizontale.
c. Extrémité postérieure de la plaque horizontale.
d. Petit clou situé sur l'extrémité antérieure
de la plaque horizontale.
e. Vis destinée à fixer la plaque horizontale
sur l'hypomochlion.
f. f. Deux petits clous destinés à unir la cou-
roie *g.* à l'hypomochlion.
g. Courroie qui se porte derrière le talon,
sur le dos du pied, et unit l'extrémité
postérieure de la lame horizontale aux
deux petites pointes ou clous de l'hypomochlion.
h. Coussinet mou, de toile.
i. Courroie garnie, qui lie la pointe du pied
à l'extrémité antérieure de la plaque horizontale.

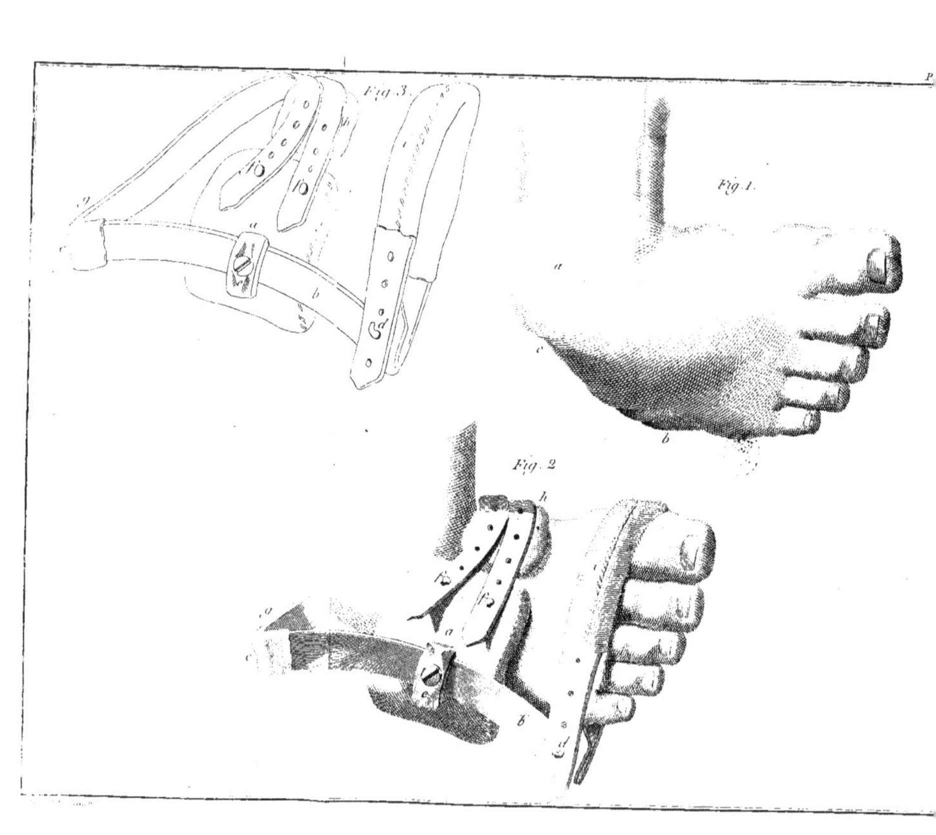
Fig. 3.
Fig. 1.
Fig. 2.

PLANCHE VI.

Second Appareil en position.

a. a. Plaque parabolique du talon.

b. b. Semelle mince, de cuir.

c. Cordon qui unit la semelle de cuir , sur le dos du pied.

d. Courroie garnie qui lie la plaque parabolique du talon au cou du pied.

e. Point d'appui avec la vis destinée à fixer la plaque horizontale à la parabolique du talon.

f. Courroie qui unit l'extrémité postérieure de la plaque horizontale au côté interne de la parabolique du talon. Pour cet effet, un petit clou s'élève sur le côté interne de la plaque parabolique.

g. Courroie garnie destinée à unir la pointe du pied avec l'extrémité antérieure de la plaque horizontale.

h. Plaque horizontale.

i. Articulation mobile de l'extrémité inférieure de la plaque perpendiculaire avec le côté externe de la parabolique du talon.

k. Plaque perpendiculaire.

l. m. Deux segmens de lame d'acier garnis et

PL. VI.

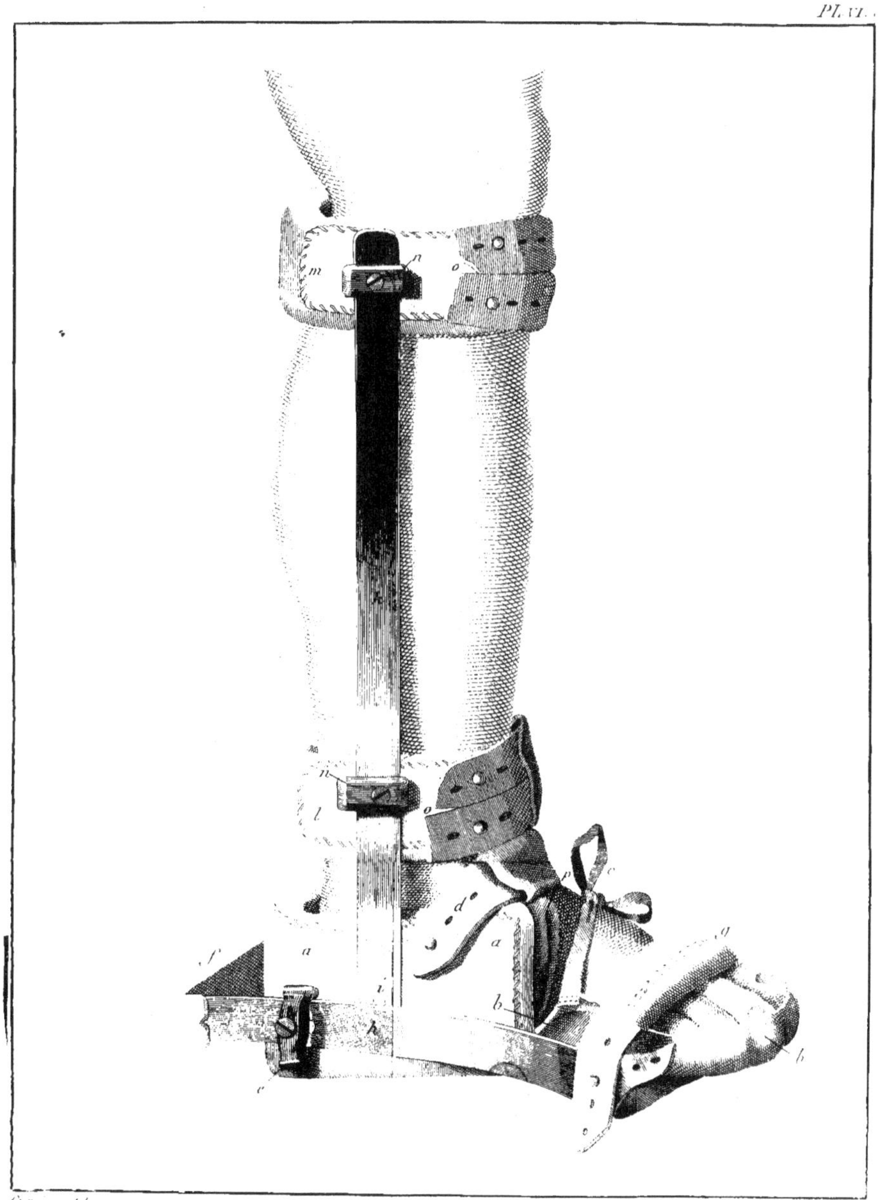

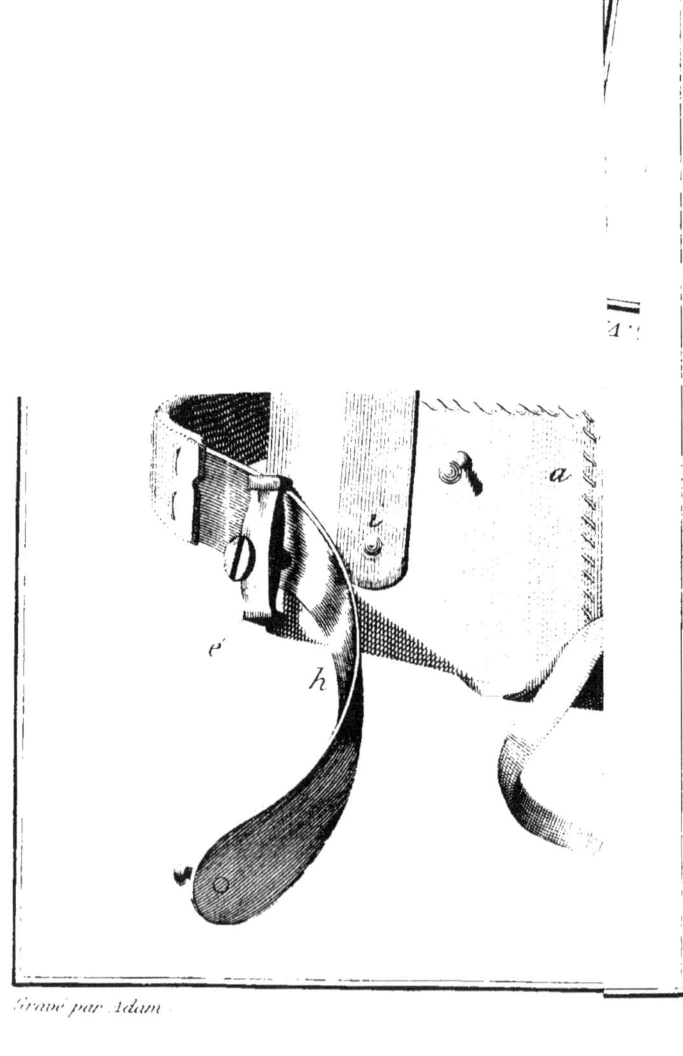

Gravé par Adam.

munis d'une vis , d'une double courroie *n. n. o. o.* pour servir de point d'appui à la plaque perpendiculaire.

p. Coussinet mou , de toile.

PLANCHE VII.

F I G. I.

Second Appareil hors de position.

a. a. Plaque parabolique du talon.

b. b. Semelle mince , de cuir.

c. c. Cordon qui unit la semelle de cuir au dos du pied.

d. Courroie garnie qui lie la plaque parabolique du talon avec le cou du pied.

e. Point d'appui avec la vis destinée à fixer la plaque horizontale avec la parabolique du talon.

f. Courroie qui unit l'extrémité postérieure de la plaque horizontale au côté interne de la parabolique du talon , au moyen d'un petit clou qui est saillant sur ce même côté.

g. Courroie garnie destinée à unir la pointe du pied à l'extrémité antérieure de la plaque horizontale.

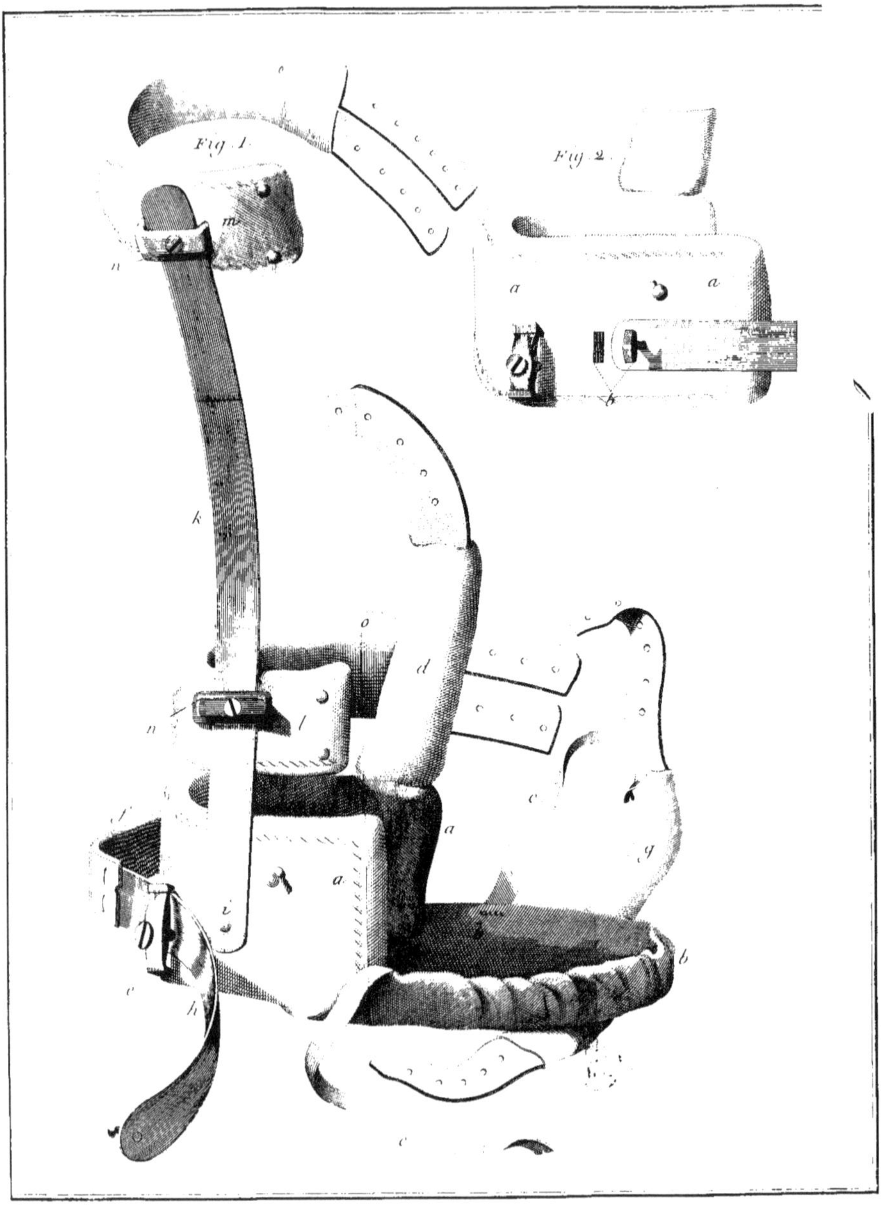

Gravé par Blain

d. d. Morceau de liége placé entre la semelle de cuir et la plaque recourbée.

e. e. Semelle mince, de cuir.

f. Courroie inférieure. Fig. I. *e. e.*

g. Convexité très-grande de la plaque située sous la plante du pied.

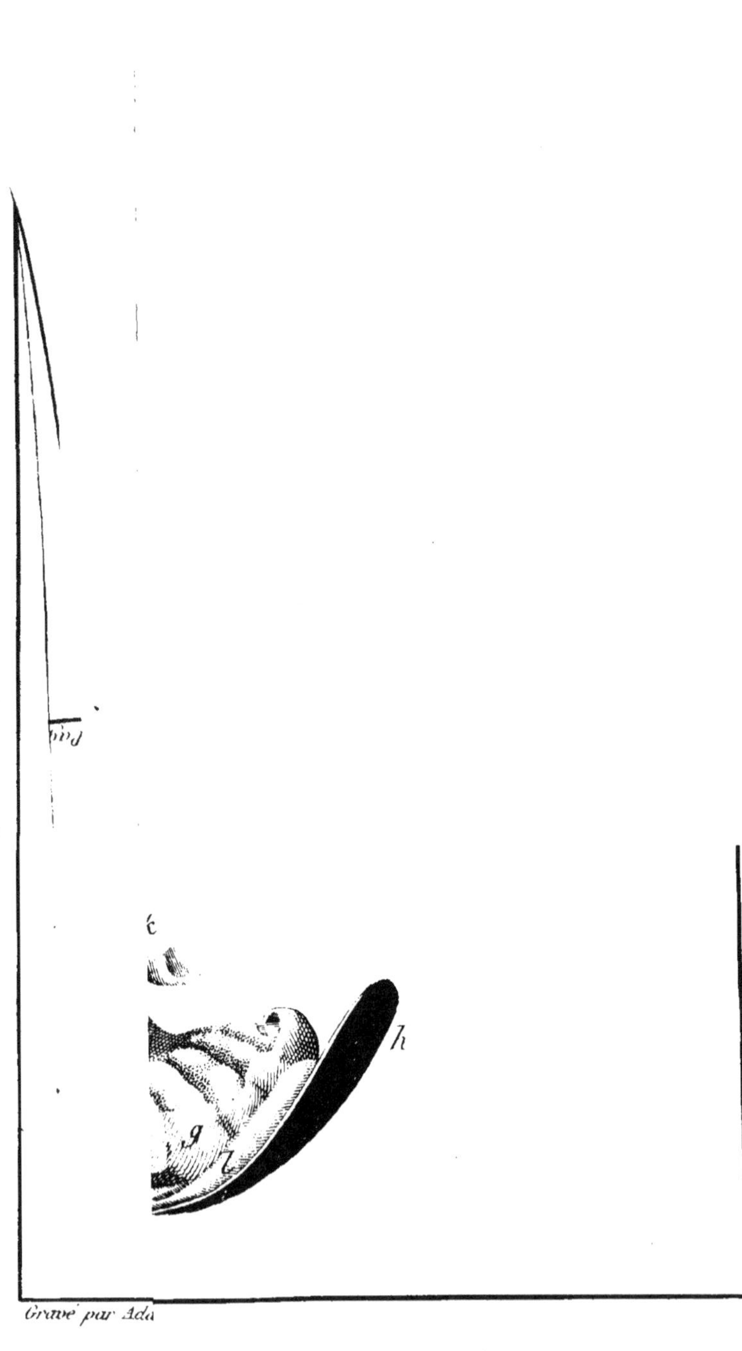

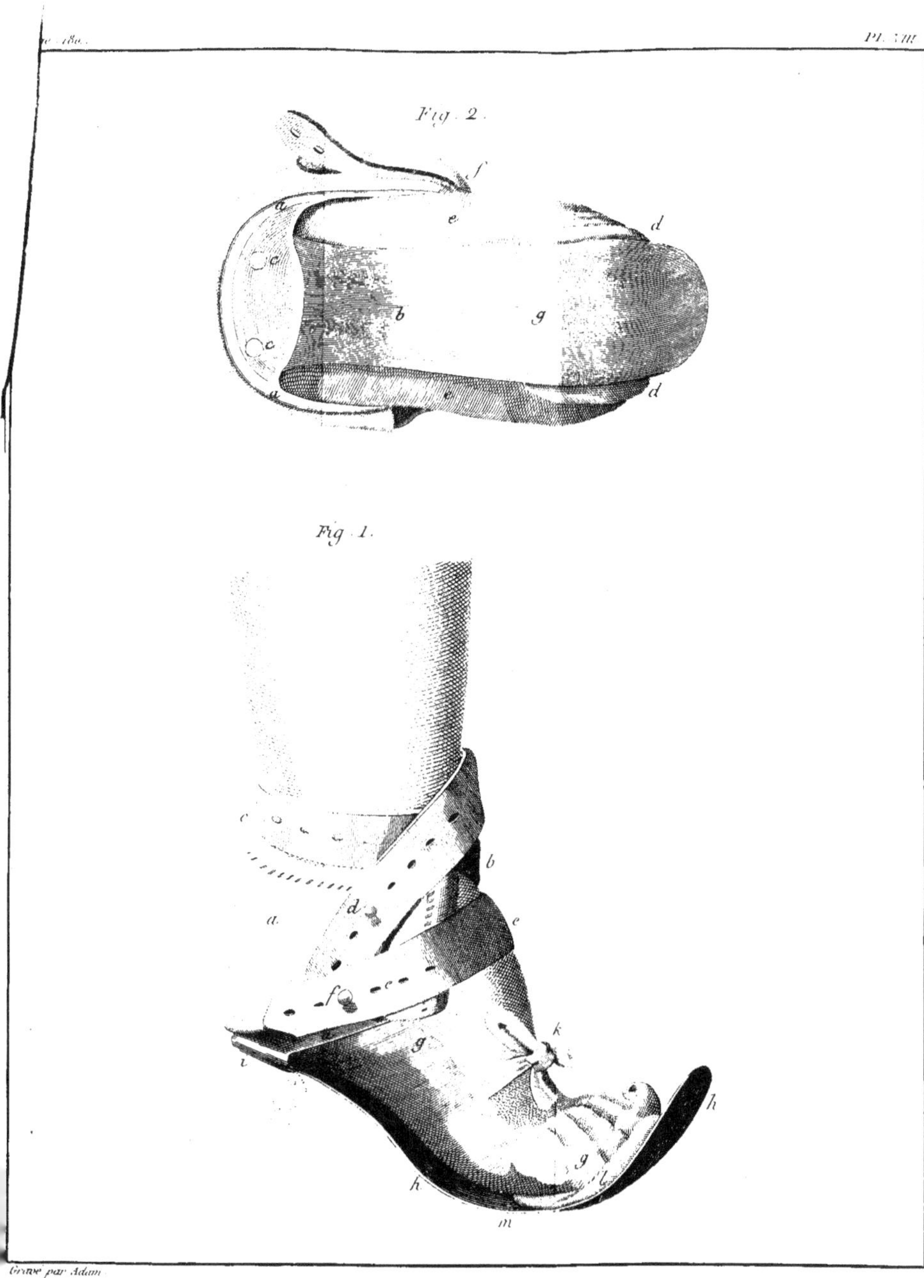

Fig. 2.
Fig. 1.

MÉMOIRES

DE

CHIRURGIE-PRATIQUE,

SUR

LES LUXATIONS DU FÉMUR EN DEVANT,
ET SUR LA THÉORIE GÉNÉRALE DES
NÉCROSES ;

PAR J.-B.-F. LÉVEILLÉ,

DOCTEUR EN MÉDECINE DE L'ÉCOLE DE PARIS,
MEMBRE DE PLUSIEURS SOCIÉTÉS SAVANTES.

I^{ᴱʳ} MÉMOIRE.

Des Luxations du Fémur en devant.

Une observation que M. *Deschamps-Larivière* communiqua à la Société de Médecine le 6 germinal an 11, et dont je fus chargé de rendre compte, fixa mon attention particulière sur un point de chirurgie qui me paroissoit plus connu qu'on ne le pensoit. Outre les faits de pratique que j'avois recueillis, je crus nécessaire de faire quelques recherches dans les anciens, et de présenter dans un cadre très-étroit tout ce que l'on savoit sur les luxations du fémur en devant. C'est ce même travail que je publie aujourd'hui, tel que je l'ai lu dans le temps, moins pour relever quelques erreurs légères qui se sont glissées dans les réflexions faites par M. *Deschamps,* que pour présenter l'état actuel de la science.

PREMIÈRE OBSERVATION,

Par M. Deschamps fils , extraite du 17ᵉ volume du Journal de Médecine ; par M. Sédillot jeune, D. M., page 182 et suivantes.

François Morel, âgé de 53 ans, portefaix attaché au ministère de l'intérieur , d'une constitution forte et robuste, portoit, le 18 pluviose , un fardeau sur ses épaules. Il glissa sur le verglas et tomba sur le genou droit , de manière que la percussion du sol poussa violemment la cuisse en arrière ; tandis que le poids du fardeau et celui du corps, joints à la vîtesse accélérée , suivirent la même direction. Dans ce moment , le fémur forma avec le tronc un angle rentrant en arrière, et saillant en avant ; dès-lors , la tête dut nécessairement être portée sur la partie antérieure de la capsule articulaire.

Au moment de la chute, le malade ressentit une vive douleur dans l'aine droite. Il ne put se relever, et sur-le-champ , il fut transporté à l'hôpital de la Charité.

Le déplacement de l'os fut reconnu aux signes suivans : Cuisse droite de six lignes au moins plus courte que l'autre, plus tournée en dehors que dans la fracture du col du fémur ; impossibilité de mouvement dans aucun sens ; tumeur au plis de l'aine droite ; glissement facile des tégumens au devant de la tête osseuse sortie de la cavité cotyloïde, et portée sur le pubis. A ces signes se joignoient une douleur vive dans l'aine, un applatissement ou une dépression de la fesse ; le grand trochanter étoit porté en avant. En cherchant à reconnoître la situation des vaisseaux cruraux, on aperçut sans peine en dedans, les pulsations de l'artère sur laquelle il ne fut pas besoin de poser le doigt. Du reste, il n'y avoit ni gonflement, ni tension au membre, et la circulation, quoique gênée, n'étoit point interrompue.

La luxation fut réduite sur-le-champ, et de la manière suivante : Après avoir couché le malade sur un lit de sangle garni d'un matelas (1).

1°. Un drap plié en huit sur sa longueur, destiné à l'extension, fut croisé au dessus

______

(1) Il me semble qu'il y a de l'inconvénient à se servir d'un lit de sangle, en pareil cas.

LÉVEILLÉ.

des malléoles de la jambe droite. Pour la contre-extension, on plaça le milieu d'un drap également plié en huit dans l'aine opposée à la luxation, et garnie, avant tout, d'un coussinet de balles d'avoine, pour rendre la compression plus douce et plus uniforme. Les deux chefs de ce lacs furent conduits vers le côté opposé, en passant sur l'abdomen et les lombes. Un troisième lacs destiné à fixer le bassin fut aussi placé autour de la crête de l'os des îles, et les chefs furent croisés au côté opposé de ceux du lacs contre-extenseur, avec lequel il formoit un angle plus un moins aigu, et dont la diagonale étoit précisément celle du membre luxé. Quatre aides firent l'extension, deux la contre-extension, et deux autres fixèrent le bassin.

. Une première tentative de réduction fut faite inutilement ; alors le chirurgien qui avoit pressé sur la tête du fémur pour la pousser en bas et en arrière, en même temps qu'il avoit essayé de fléchir la cuisse sur le bassin, jugea que la résistance des muscles étoit supérieure aux forces d'extension, et ajouta deux aides au lacs inférieur, et un à chacun des chefs du lacs supérieur. Après

de nouveaux efforts , la tête de l'os rentra
dans sa cavité avec beaucoup de facilité , et
en faisant entendre un bruit très - remarquable.

Les signes de la luxation ayant disparu ,
tous les rapports se rétablirent entre la cuisse
et le bassin ; les mouvemens, quoique douloureux, se firent sans peine. Enfin, on cou-
cha le malade , et un cataplasme émolient
fut appliqué sur l'articulation. Peu à peu la
douleur se dissipa , et Morel est sorti de
l'hôpital le sixième jour de son accident ,
conservant encore un peu de foiblesse dans
la partie qui avoit été déplacée.

Cette observation , que M. *Larivière* a
bien voulu communiquer à la Société , mérite de fixer l'attention des praticiens , eu
égard à l'espèce de luxation qui est fort rare ,
dont les auteurs ont parlé avec plus ou
moins d'exactitude , et dont on ne connoît
encore qu'un exemple imprimé dans les œuvres chirurgicales de *Desault*. Cependant on
ne doit point croire que le cas dont il s'agit
soit le seul parvenu à la connoissance des
hommes de l'art; car la pratique nombreuse
de mes célèbres maîtres, *Desault* et *Pelletan*,
m'a permis d'en recueillir plusieurs exemples

à l'Hôtel-de-Dieu de Paris , lorsque j'y exer-
çais les fonctions de chirurgien interne. Mais
avant de les rapporter, je crois devoir parcourir rapidement tout ce qu'on a dit sur
le diagnostique et sur le pronostic , et je ter-
minerai par l'exposé des moyens de réduction employés avec succès par les deux illustres professeurs que je viens de citer.

La médecine hippocratique a de tous les
temps été l'objet des méditations du praticien,
toujours seul capable de l'entendre et d'en
faire une juste application. Il est à regretter
que la chirurgie du vieillard de Cos n'ait pas
été également revue par le plus grand nombre d'hommes les plus instruits dans cette
partie, la science y eut beaucoup gagné , et
elle ne seroit pas surchargée aujourd'hui de
découvertes que l'on croit nouvelles , et qui
ne sont rien moins que fort anciennes , dont
tout le mérite consiste à être présentées sous
d'autres vues, à servir de base à des théories
qui se succèdent rapidement,et dont le moindre des inconvéniens est d'embarrasser dans
l'exercice de l'art. Si l'on pense, avec raison ,
que les écrits avoués comme composés par
Hippocrate, ne sont que le résultat des faits
observés par ce Nestor de la médecine , on

devra se persuader, à plus d'un titre, qu'il a vu tout ce qu'il a écrit sur la chirurgie; l'expérience de tous les jours ne cesse de nous prouver combien Hippocrate est fidèle dans l'exposition des signes des maladies; combien il étoit instruit sur leurs terminaisons favorables ou funestes; et quelle étoit sa sagacité dans le traitement qu'il falloit leur opposer. Si l'on convient que tout ce que nous possédons de ce grand homme, est le fruit d'une expérience consommée et fort ancienne, on ne peut donc pas dire avec l'auteur de l'observation que j'analyse, que les écrivains en chirurgie ont, avant Desault, décrit la luxation du fémur, plutôt comme possible, que comme l'ayant eux-mêmes observée. Assurément, ce reproche n'est point applicable à Hippocrate, que les praticiens n'accuseront jamais de s'être trop perdu dans l'illusion des rêves, puisque rien n'est plus laconique, plus précis et plus vrai, que ce que nous savons de lui.

Hippocrate me paroît être le premier qui ait décrit la luxation du fémur en devant; et je vais rapporter, d'après lui, les signes qui la caractérisent. « Ceux dont la tête du » fémur est déplacée en devant, ce qui arrive

» à un très-petit nombre, peuvent très-bien
» étendre la cuisse, mais non la fléchir au
» pli de l'aine. Bien plus, ils souffrent beau-
» coup lorsqu'ils essaient de plier le genou.
» Tout le membre paroît presque d'une égale
» longueur, et sur-tout jusqu'au talon ; mais
» la pointe du pied peut un peu moins se
» porter en devant. Cette partie conserve en
» général sa rectitude naturelle, sans qu'elle
» se dirige plus d'un côté que d'un autre.
» Les malades se plaignent sur - le - champ
» d'une douleur vive ; et s'il y a difficulté
» d'uriner, elle existe plutôt dans cette es-
» pèce de luxation, que dans toute autre.
» Car, chez ces malades, la tête du fémur
» appuie très-proche des gros nerfs ; on ob-
» serve une grosseur dans l'aine, qui est
» roide, tendue ; enfin, les fesses sont plus
» grêles, et très-décharnées. (1) »

Tels sont les signes de la luxation du
fémur en devant, décrits par Hippocrate.
Quand on compare cette description avec les
observations du même genre, recueillies dans
ces derniers temps, c'est alors que l'on est
porté à croire que tous les auteurs qui, de-

____

(1) HIPPOCR. *Libr. de Articulis.*

puis Hippocrate, ont décrit cette espèce de maladie, en ont plutôt parlé par tradition que d'après des faits qu'ils n'auroient pas manqué de rapporter. Mon opinion, que j'émets ici, est fondée sur l'uniformité des signes exposés, des mots même qui les expriment, et sur un tableau général, qui diffère peu de celui que nous a tracé le père de la médecine. Cette preuve, que les auteurs modernes n'en ont parlé que par tradition, devient encore plus forte, quand quelques observations de faits recueillis dans ces derniers temps, ne nous mettent pas tout-à-fait d'accord avec le médecin grec. En effet, dans le très-petit nombre de luxations du fémur en devant, que j'ai pu observer pendant une pratique assez longue, je n'ai jamais vu que le membre luxé conservât sa longueur, et que les urines fussent supprimées. C'est cependant ce qui a été répété par les auteurs les plus respectables et les plus dignes de foi, et dont je vais rapporter les passages les plus essentiels.

Mais avant d'aller plus loin, il me paroît convenable d'insister davantage sur le texte d'Hippocrate, d'en faire connoître le vrai sens, afin de mieux démontrer combien les

compilateurs l'ont traduit servilement , **et**
d'une manière trop générale. Pour cela , il
convient d'observer d'abord , que relativement à la longueur , elle paroît être **la**
même dans tout le membre jusqu'au talon ,
et qu'il n'y a rien d'affirmatif; et cependant
beaucoup d'écrivains ont prononcé affirma-
tivement sur l'égalité de longueur; et ce qu'il
y a de plus remarquable , c'est que ces auteurs ne disent rien de la direction du pied,
circonstance qui n'a pas été omise par Hippocrate , qui, sans mentionner sa position
oblique en dehors , parle seulement de **la**
manière dont sa pointe est inclinée , et de **la**
difficulté qu'on éprouve lorsqu'on essaie de
la porter en avant. De plus , après avoir
rappelé la douleur que les malades éprou-
vent sur-le-champ , quand la tête du fémur
est déplacée en devant , Hippocrate semble
nous laisser apercevoir que dans toutes les
luxations du fémur , il s'est quelquefois rencontré des rétentions d'urine; et quand ces
incommodités avoient lieu, elles étoient plus
fréquentes dans la luxation en devant , que
dans toute autre..... Encore, ne seroit-il pas
plus raisonnable de croire que l'auteur grec
n'a pas entendu une suppression totale des

urines , mais une difficulté réelle de les rendre. Telles sont les remarques essentielles que j'avais à faire sur le texte d'Hippocrate. Il en résulte que la longueur du membre malade est jusqu'au talon, à peu près la même que celle du côté sain ; et qu'il existe dans le texte une espèce de réticence qui est bientôt corrigée par une explication ultérieure. En effet, il est dit que la pointe du pied ne peut se porter en devant : or, d'après cette disposition , elle doit nécessairement être inclinée en bas ; c'est aussi ce qu'on observe, et le talon est un peu porté en haut. D'où je suis tenté de croire que le médecin grec mesuroit la longueur du membre, depuis la pointe du pied jusqu'au plis de l'aine, tandis que c'est d'après les rapports du talon que nous la jugeons ; enfin, il n'est pas douteux qu'il s'agit moins d'une suppression ou d'une rétention des urines, que de la difficulté de les rendre dans ce cas.

On me demandera peut-être encore si le vieillard de Cos a lui-même observé tous ces symptômes. On sera pour l'affirmative, toutes les fois qu'on voudra ajouter foi aux écrits qui sont véritablement de lui. Je n'ai pas de raison pour croire qu'on lui dispute jamais son Traité sur les Luxations, et dans cette persuasion, je ne crains pas d'avancer que tous les signes qui viennent d'être exposés, ont été recueillis sur des sujets qui avoient eu de semblables luxations. Après avoir ainsi puisé dans la véritable source, tout ce qu'on pouvoit savoir alors sur les luxations du fémur en devant, il me reste à considérer quel degré de confiance on doit accorder à tous ceux qui, par la suite, ont parlé de cette espèce de maladie.

Celse est le premier qui se présente, et personne n'ignore que cet écrivain célèbre doit moins passer pour praticien, que comme un élégant propagateur de la doctrine hippocratique ; cependant, on ne sait trop pourquoi il a été si laconique dans son diagnostic ; car si on excepte tout ce qui est relatif à la douleur, et à la difficulté de plier le membre, on voit que les signes principaux qui caractérisent la maladie sont, selon lui, la suppression de l'urine, et l'égalité de longueur jusqu'au talon entre le membre affecté et celui qui est sain. « Si la luxation du fémur a lieu en devant, la cuisse ne peut être fléchie, la longueur reste la même jusqu'au talon, et la pointe du pied peut avec moins de facilité , être portée en devant. Dans ce cas , la douleur est la plus remarquable ainsi que la suppression d'urine (1). » Assurément on voit, par cette description , que Celse a plutôt écrit en historien , que comme praticien ; car il n'auroit pas négligé d'autres signes plus essentiels et plus constans , pour ne s'attacher qu'à ceux qui ne peuvent être que très-rare , et sur lesquels Hippocrate n'a pas prononcé d'une manière affirmative ; et dont, sur ce point , la réserve est parfaitement d'accord avec les observations - pratiques que l'on a recueillies depuis peu d'années.

Mais le reproche fondé , je pense , que je fais ici à Celse, est-il également appliquable à d'autres auteurs , dont le mérite est justement révéré , et qui, par leur exercice dans la chirurgie , se sont acquis des droits à notre reconnoissance , en s'établissant une réputation qui commande le respect ? Je veux.

---

(1) *Si in priorem partem , crus plicari non potest , extensumque alteri cruri ad calcem par est ; sed ima planta minùs in priorem partem inclinatur ; dolorque in hoc casu præcipuus est , et maximè urina supprimitur.* Celsi medicin. , lib. VIII, cap. XX, pag. 553 , Edit. J. ab Almeloveen , Basileæ 1648.

parler ici des Vigo, des Paré, des Barbette,
et de quelques autres auteurs plus modernes
et non moins estimables. Ils ont tous parlé
de cette espèce de luxation dont il s'agit, et
à peu près dans les mêmes termes. Mais bien
différens de Celse, ils n'ont point omis les
circonstances les plus importantes, en même
temps qu'ils ont copié Hippocrate sur la rétention d'urine, symptômes que de nos jours
nous n'avons pas encore rencontrés. Jean de
Vigo, dit : Les signes de la luxation du fémur
en devant sont, la dénégation de l'urine, et
quelquefois la rétention des matières fécales,
et la tuméfaction des aines, ainsi que la difficulté de marcher : parce que le malade ne peut
se soutenir autrement que sur le talon, joint
à cela que la cuisse ne peut être fléchie. Dans
cette luxation, le genou paroît également
n'être pas sans douleur (1). Jean de Vigo ne

---

(1) *Signa itaque dislocationis ad anteriorem partem
sequuta, cognoscuntur per denegationem urinæ. et
interdum per retentionem egestionum et inguinis tu-
mefactionem, et per difficultatem ambulandi : quia
æger aliter quam super calcaneo ambulare nequit et
cum hoc etiam crus nullo pacto à patiente duplicari
potest. Genu similiter cum hac dislocatione dolore mi-*

peut mieux démontrer que par cette description , combien il connoissoit peu ces
sortes de maladies ; car outre quelques signes
que les modernes n'ont pas encore observés ,
il rapporte que les malades ne peuvent s'appuyer que sur le talon ; phénomène absolument contradictoire avec tout ce qui est connu
de relatif à la direction de la pointe du pied
tellement abaissée , qu'on ne peut l'incliner
en devant. Or , avec une telle disposition et
contre le sentiment de Vigo , il me semble
que les malades devroient plutôt se soutenir
sur la pointe du pied , que sur le talon , mais
il ne le peuvent , parce qu'ils manquent d'un
point d'appui solide dans le plis de l'aine où
se trouve la tête du fémur. C'est un fait qui
ne sera nié de personne.

Ambroise Paré , vieux praticien , aussi ju-
dicieux qu'éclairé , parle de cette luxation en
observateur ; et mieux que tout autre , il a
apprécié la rétention d'urine , qu'il ne regarde
pas comme un accident primitif , mais bien
qui peu exister consécutivement. « Souvente
fois , dit-il , en cette luxation l'urine est sup-

---

nimè vacare videtur. J. A. Vigo, practica , de Dislocatione , lib. VI , cap. VII , pag. 577.

primée , à cause que la tête de l'os presse les grands nerfs , desquels naissent ceux qui vont à la vessie : laquelle ressentant de la douleur, tombe en inflammation qui afflige le muscle sphincter de la vessie , qui fait que pendant icelle inflammation , l'urine n'est permis de passer qu'à grande difficulté , parce que les parties enflammées et tuméfiées ferment le passage de l'urine (1). » Cette explication est parfaitement d'accord avec celle que j'ai donnée du texte même d'Hippocrate ; et il seroit très-possible que de nos jours cette complication eût été remarquée , si les réductions de ces déplacemens n'eussent pas été opérées avant les premières vingt-quatre heures ; et chez les sujets dont j'ai eu connoissance , il s'est écoulé bien peu de temps entre l'accident et l'application des moyens propres à en détruire les effets. Je dis donc que Paré parle de cette luxation avec toute l'exactitude d'un homme qui a vu. Il ne cite point d'exemple, me dira-t-on, alors il vaudroit autant convenir qu'il n'a observé aucune luxation ; car il ne rapporte aucun fait dans le livre

(1) Livre des Luxations. Chap. XLIII. *Voy.* Galien , édition de Chartier, tom. XII , pag. 423.

qu'il a composé sur cette matière. Il suffit cependant d'être certain que cet auteur ne s'est jamais fait de fictions, et que dans plusieurs endroits de ses écrits, il avoue ne publier que les résultats de la pratique ; et, si l'on pouvoit l'accuser de n'avoir décrit cette luxation que comme possible, Hippocrate le premier ne seroit pas exempt de ce reproche, et il auroit un mérite bien grand, celui d'avoir presque deviné juste.

Barbette me semble peu différer de Jean de Vigo : s'il a connu cette luxation, ce ne peut être que par relation, et ce qu'il dit à ce sujet est trop vague, trop imparfait, pour que je ne croye pas mon opinion fondée (1). On en peut dire autant de tout ce qu'on lit dans les Arabes et chez les Grecs modernes. Ce seroit une véritable redondance, que de les passer en revue et de discuter minutieusement tout ce qu'ils ont publié sur cette importante matière. Il y auroit en-

____

(1) *Si femur prorumpat ad partem anteriorem inguina intumescunt, et nates rugosæ, et excarnes apparent. Crus affectum nec brevius nec longius redditur, sed inflecti vix potest et urina supprimitur.* Chirurg. Barbetiana, pag. 42.

core cet inconvénient que la science en de-
viendroit plus obscure, et que l'art n'en reti-
reroit pas le moindre avantage. Néanmoins,
les auteurs qui ont fleuri dans le siècle dernier, et dont les ouvrages vraiment classi-
ques se trouvent entre les mains de tous les
praticiens, pourront nous donner quelques
notions lumineuses ; mais je me réserverai
d'en faire une mention détaillée quand je
traiterai du pronostic.

Je ne pense pas que je puisse terminer
cette discussion relative aux symptômes qui
caractérisent le déplacement de la tête du
fémur en devant et en haut, sans rapporter
l'opinion d'un auteur vivant, aussi respecta-
ble par son grand âge, que distingué par ses
connoissances chirurgicales et par le meil-
leur ouvrage élémentaire que j'aie jamais lu.
Callisen, que je regarde comme le Nestor
moderne de la chirurgie européenne, pense
que toute luxation du fémur en devant, produite par cause externe, n'est presque jamais primitive, et que si l'on a quelquefois
observé une telle affection, on doit croire
que l'os luxé d'abord par-tout ailleurs, a été
porté au plis de l'aine par la force de con-

traction des muscles (1). Je suis très-éloigné de croire qu'une telle idée puisse se soutenir : elle a tout contre elle , même la vraisemblance qu'il est difficile de supposer. Je ne puis me tracer quel chemin parcourroit la tête de l'os, et prévoir quelle puissance musculaire seroit capable de la porter directement sur le pubis , après avoir vaincu la résistance des muscles qui vont se fixer à l'un et à l'autre trochanter. Je ne crois donc pas qu'aucun chirurgien exercé dans son art, et familier avec les connoissances anatomiques , puisse jamais condescendre à l'opinion du célèbre Callisen , en se persuadant que ces luxations du fémur en devant sont le plus souvent consécutives. Ce n'est pas que j'ignore que plus d'une fois on a comparé l'union du fémur avec l'os des hanches, à celle du bras avec le scapulum : je sais également que très-souvent la luxation de l'hu-

---

(1) *Vix unquam occurrit hæc luxatio femoris primitiva ab injuria externa exorta; si vero sparsim observata fuit hæc luxatio , potiùs existimandum est , post luxationem factam ab attractione musculorum , hunc locum caput occupasse.* Callisen , pri cip. chirurg. hodiernæ , tom. II , pag. 534.

mérus se fait d'abord directement en bas , et que la tête de cet os est ensuite portée consécutivement en dedans et en devant, ou dans le creux de l'aisselle : ici tout me rend raison de cet état , tandis que je ne puis concevoir comment il pourroit en être de même à la cuisse. On peut conclure du texte de Callisen , que ce praticien n'a pas observé cette luxation , et qu'il la croit à peu près impossible. Une telle franchise est infiniment préférable à des descriptions hasardées qui ne donnent point une idée juste de la maladie , ou qui ne peuvent que faire commettre des erreurs.

L'étude rigoureuse à laquelle je me suis livré pour m'instruire parfaitement de la doctrine chirurgicale d'Hippocrate , la connoissance plus ou moins exacte que je puis avoir de tous les commentaires qui existent depuis Celse , Soranus , jusqu'au temps où nous vivons , me permettent d'avancer, quant à l'objet qui m'occupe , que le vieillard de Cos a observé des luxations du fémur en devant et en haut. Je ne puis guère douter non plus que Paré ne les ait décrites d'après sa propre pratique , et je regretterai toujours que Guillemeau , qui vivoit alors , n'en ait pas

dit un seul mot dans sa grande chirurgie.
D'ailleurs, on peut lui faire le reproche général d'avoir tropnégligé les maladies des os.
Enfin, je termine tout ce qui a trait au diagnostique de la luxation du fémur en devant.
Comme on l'a vu, j'ai mis les anciens à con-
tribution ; je me suis peu attaché aux auteurs
les plus modernes; mais en revanche, ces
derniers me seront d'un grand secours pour
tout ce que j'ai à discuter sur le pronostic.

Le pronostic d'une maladie quelconque
est en général fondé sur la connoissance
exacte de ce qui doit nécessairement arriver,
lorsque sans l'application d'aucun traitement,
la nature est, comme on le dit, abandonnée
à ses propres forces et à ses propres moyens :
en second lieu, il est également établi sur
les bons effets bien constatés d'un traitement
rationel et méthodique employé avec discernement dans telle ou telle circonstance qui
l'exige impérieusement. C'est donc sous ce
double rapport que j'envisagerai la question,
et je n'aurai pas de peine à prouver que les
anciens n'ont point pronostiqué sur la luxation du fémur, d'une manière aussi fâ-
cheuse que nous l'a dit M. *Deschamps-Larivière*, dans les notes qui précèdent et sui-

vent l'observation intéressante qu'il nous **a**
communiquée. Fidèle au plan que je me suis
tracé, je pense qu'il est utile de rapporter
tout ce qu'Hippocrate a écrit sur la première
partie de ma proposition.

« Quand on n'a point remédié à cette luxa-
» tion chez des sujets déjà adultes, ils peu-
» vent marcher presque aussitôt tout-à-fait
» droit et sans bâton, dès que la douleur
» a cessée, et que le membre s'est habitué à
» exécuter quelque mouvement dans le lieu
» qu'il occupe; et cette position droite est
» d'autant plus marquée, que le membre
» affecté ne peut être fléchi ni dans l'aine,
» ni au creux du jarret. C'est pourquoi, parce
» qu'il ne se fait point de flexion dans l'aine,
» les malades ont, pendant la marche, le
» membre plus étendu que lorsqu'ils étoient en
» parfaite santé. Quelquefois aussi ils traînent
» le pied par terre, comme ceux qui ne fléchis-
» sent pas facilement les articulations supé-
» rieures, qui marchent de tout le pied; et
» ils n'en appuient pas moins sur le talon et
» sur les orteils. S'ils pouvoient même mar-
» cher beaucoup, ils se soutiendroient en-
» tièrement sur le talon. Car plus on fait de
» chemin en bonne santé, plus on appuie

» sur ce talon , qui est fixe , quand on élève
» l'autre. Ceux donc dont le fémur est ainsi
» déplacé , se soutiennent encore plus sur
» le talon que sur la partie antérieure du
» pied. Car le reste du membre étant étendu ,
» les orteils ne peuvent se porter en devant
» avec autant de facilité que s'il étoit fléchi ;
» ni en sens contraire , la cuisse étant incli-
» née comme si elle étoit étendue. Telle est
» la constitution naturelle du membre , quand
» il n'y a plus de douleur , et que la santé
» est recouvrée. Mais lorsqu'une luxation
» n'a pas été réduite , les malades marchent ,
» comme on l'a dit , pour les raisons qui ont
» été rappelées. La cuisse , toute la partie
» charnue de la jambe , enfin , tout le der-
» rière du membre , sont plus minces qu'à
» l'autre côté. Mais ceux qui , dès leur plus
» tendre enfance , ont ainsi eu une luxation
» non réduite , même à l'époque de la nais-
» sance , ceux-là ont quelquefois les os du
» fémur , du tibia ou du pied moins gros.
» Cependant le fémur éprouve moins de di-
» minution dans le lieu même de la chute.
» De toutes parts , et sur-tout en arrière ,
» cette diminution est très — remarquable ,
» comme on l'a déjà dit. Mais les enfans ,

» dont on a eu le plus grand soin , peuvent,
» pendant leur accroissement, se servir de
» ce membre , quoiqu'un peu plus court
» que l'autre , en s'appuyant toutefois sur
» un bâton , du côté blessé. » *

Tel est en entier le pronostic porté par Hippocrate dans les luxations du fémur en devant. Le laconisme de Celse nous laisse ignorer beaucoup trop de choses sur ce point essentiel ; ce qui est pour moi une nouvelle preuve que cet écrivain n'avoit aucune connoissance pratique sur l'objet que je traite (1). Je ne pense pas que l'on doive être plus satisfait de tous les autres anciens écrits ; aussi ne m'y arrêterai-je pas , et me permettrai-je seulement quelques réflexions importantes sur l'énoncé d'Hippocrate.

Aucun praticien n'ignore, je crois, quels sont les résultats spontanés des luxations du fémur non réduites , l'anatomie pathologique a fourni des faits qui constatent jusqu'à quel point la tête de cet os peut être fixée, au moyen d'une espèce d'articulation nou-

______

(1) *Ubi cum dolore inflammatio quievit, commode ingrediuntur , rectusque eorum pes est.* Lib. VIII , cap. XX , pag. 553.

velle

velle, au devant du trou ovale, ou en arrière sur le côté de la hanche, selon qu'elle
occupe telle ou telle position. Dans le cabinet
de Desault, dans le muséum anatomique de
l'université de Pavie, j'ai observé dans des cas
absolument semblables à ceux de Moreau et
de Morand, consignés dans les mémoires
de l'académie de chirurgie. S'il fallait établir
une théorie pour expliquer comment un os
déplacé peut ainsi se former une articulation
nouvelle, rien ne seroit assurément plus
aisé; mais à quoi bon les théories quand
les faits parlent? Les rapports étant différens
dans la luxation en devant, on conçoit dif-
ficilement quel nouveau point d'appui la
tête du fémur, placée en devant de l'éminence
iléo-pectiné, peut trouver, afin de soutenir
par la suite tout le poids du corps quand la
luxation n'a pas été réduite; et cependant,
dit Hippocrate, les malades recouvrent
l'usage, imparfait à la vérité, de ce membre
quand tous les accidens inflammatoires sont
dissipés. La connoissance exacte de la position respective des os déplacés ne permet
guère de croire que par la suite les malades
peuvent se passer d'un bâton ou de béquilles. Quelqu'effort que je fasse, je ne puis

o

admettre ce que dit ici le père de la médecine, qui a si bien décrit ce qui s'observoit
dans toutes les autres luxations du fémur
non réduites, et qui s'est parfaitement ac-
cordé avec ce que nous savons de nos jours
sur ce point essentiel de la pathologie des
os. En effet, qu'y a t-il de plus vrai que cet
amaigrissement, que ce moindre volume du
fémur chez des personnes qui ont porté
long temps des luxations du fémur non réduites ? Mes observations particulières jointes à celles de Moreau et de Morand, attes-
tent la vérité de l'énoncé hippocratique ;
mais ceci est un phénomène général dont il
est facile de se rendre raison. Quant à la
solidité de la nouvelle articulation que l'os
s'est faite au devant du pubis, je crains que
le vieillard de Cos n'en ait parlé que par
similitude, en comparant ce qui devoit avoir
lieu dans le cas de non réduction, avec ce
qui existe constamment dans toutes les autres espèces de luxations du même os, qui
n'ont pas été réduites.

C'est ici que je serois tenté de croire que
le texte grec a été augmenté par des écrivains inexpérimentés, selon la remarque de
quelques érudits profonds qui ont cru s'en

apercevoir dans plusieurs endroits des ouvrages d'Hippocrate, et notamment dans
son excellent Traité des Plaies de tête. Il est
reconnu dans l'histoire de la médecine que
Ptolomée, roi d'Egypte, fonda la fameuse
bibliothèque d'Alexandrie. Ce prince avoit
tant de vénération pour tous les écrits d'Hippocrate, qu'à pesanteur égale il les échan-
geait avec de l'or. D'où l'on pense que des
hommes aussi avides que perfides faisoient
revoir ces ouvrages, et ordonnoient des additions pour qu'ils fussent plus volumineux,
plus pesans. D'après une présomption aussi
forte, il est permis de douter de la légiti-
mité de certains passages qui ne s'accordent
point avec la manière ordinaire d'écrire
d'Hippocrate, qui n'expose que les résultats
d'une expérience consommée, que le laps du
temps n'a pu vieillir, et que l'on trouve rarement en défaut.

A cela près de la possibilité contestée,
qu'après un certain temps, les malades puissent recouvrer l'usage imparfait du membre
luxé, il est facile de voir qu'Hippocrate
n'avoit pas porté sur cette maladie un pronostic aussi fâcheux. On en peut dire autant
des autres auteurs grecs plus modernes, des

Arabes et des Latins. Il faut en excepter cependant Avicenne , qui , sans parler nullement de cette espèce de luxation , dit que
si on ne réduit promptement toutes les autres, on expose le membre à la putréfaction ,
à la corruption , etc. (1) ; encore n'est-ce que
par conjecture. Le tableau de ces accidens si
terribles et si justement redoutés , s'ils ont
réellement existé , est donc d'une invention
tout-à-fait moderne , mal à propos rejettée
sur les anciens , par M. *Deschamps-Lari-
viére* , qui , du reste , fait des remarques fort
judicieuses contre ces prétendus accidens terribles dont sont menacées les personnes affectées de la maladie sur laquelle je cherche à
augmenter nos connoissances.

En ouvrant les livres écrits *ex-professo*
sur cette matière , je lis dans Duverney que
lors des luxations du fémur en devant et
non réduites , toute l'extrémité est menacée
de gangrène par la compression des vais-

______

(1) *Nam si non reducitur velociter ,* fortassè *effun-
dentur ad eum humiditates , et putrefient , et perdu-
cent ad corruptionem membri totius et sequetur illud
de timore id quod scis.* Avicn., lib. IV, fen. V, trait. I,
cap. XXVI. De cura dislocationis anchæ.

seaux cruraux, qui peut aussi s'exercer sur le cordon des vaisseaux spermatiques. Je ne sais jusqu'à quel point cette assertion peut être vraie, puisque toutes les luxations que j'ai observées ont été réduites peu d'heures après l'accident. Se confirmeroit-elle si des secours n'étoient administrés que fort tard, que plusieurs jours après ? C'est encore ce que je n'oserois affirmer. Il n'y a que le hasard qui puisse être favorable au praticien observateur ; car il n'est pas présumable que personne osât temporiser, d'après une mûre réflexion, dans la seule vue de constater un fait dont l'existence démontrée compromettroit sûrement la vie du malade. Néanmoins, ces circonstances fâcheuses ont donc existé, puisqu'elles tiennent une place dans les annales de la chirurgie. Duverney l'a cru : il a même dit que ces gangrènes consécutives, que ces compressions des vaisseaux cruraux, du cordon spermatique, étoient certifiées par nombre d'observations. Ici le plus grand tort de Duverney est de n'en avoir pas rapporté une seule, de n'avoir pas indiqué les sources dans lesquelles il a puisé, et que j'ai inutilement cherchées pendant long-temps dans les écrits des meilleurs praticiens. D'où je conclus de cette omission grave que Duverney ne s'est point expliqué d'après sa propre expérience, et que les observations qu'il annonce ne sont rien moins que controuvées.

On peut observer d'après la pratique journalière que les craintes d'Avicenne étaient peu fondées, et que l'assertion générale de Duverney est fausse. En effet, ne voyons-nous pas tous les jours des infirmes avec des luxations de la cuisse, qui n'ont jamais été réduites ? Dans quelques cas difficiles, n'avons-nous pas été obligés d'attendre quelques jours avant de tenter aucun moyen de réduction, parce qu'une inflammation vive, un engorgement prodigieux nous empêchoit de bien connoître la maladie, et de distinguer s'il y avoit plutôt une luxation du fémur qu'une fracture du col de cet os ? J'ai assisté des malades qui étoient dans ce cas, auxquels la réduction a été faite assez tard et avec succès. On peut donc opposer avec avantage la doctrine d'Hippocrate et l'expérience de tous les jours au pronostic hasardé d'Avicenne, et dans le petit nombre de cas connus de luxations du fémur en devant, on peut se demander si jamais on a reconnu une compression des vaisseaux cruraux et spermatiques. Il n'est pas douteux qu'une telle complication ne fût suivie de gangrène et même de la mort du blessé. Où sont donc les faits dont Duverney s'est autorisé pour porter un pronostic aussi fâcheux dans cette espèce de luxation ?

Parmi les signes qui caractérisent cette luxation, J.-L. *Petit* avance que la cuisse et toute l'extrémité inférieure se gonflent et s'engourdissent, parce que les troncs des veines, d'artères et de nerfs qui s'y distribuent sont comprimés par la tête de l'os. Le scrotum se tuméfie aussi, tant par une suite du gonflement des parties voisines que par la gêne que souffrent les vaisseaux spermatiques. Je remarquerai que ces signes consécutifs sont mentionnés pour la première fois par notre auteur, qui ne dit pas un seul mot de la rétention d'urine que Duverney n'a pas omise à l'exemple de beaucoup d'anciens écrivains. Mais Petit a négligé de dire dans quel sens cette compression existe : est-ce parce que les nerfs et les vaisseaux sont immédiatement situés derrière la tête du fémur? Ce que je ne crois pas. Est-ce par un simple déplacement de ces mêmes parties portées plus en devant ou plus en dedans? Cette disposition, quoique plus probable, permet encore de douter comment un simple déplacement dirigé vers les tégumens pourroit avoir des suites aussi fâcheuses. D'après un tel pronostic, on juge bien que de toutes les luxations de la cuisse, la plus dangereuse, selon Petit, est celle qui se fait sur l'os pubis. A cette occasion, je réclamerai encore des faits à opposer à ceux que je connois, et qui sont absolument contradictoires avec tout ce qui est écrit.

Je ne pourrois terminer tout ce que j'ai à dire sur le pronostic, s'il s'agissoit encore de compulser et de critiquer plus ou moins judicieusement tout ce que l'on a écrit sur cette matière. Je m'en dispense d'autant plus volontiers, que j'abonderois en redites inutiles, et sous le rapport des exposés théoriques et sous celui des objections que j'ai déjà faites. Cependant je ne puis m'empêcher d'ouvrir mes cahiers d'observations, et de rapporter l'opinion d'un professeur célèbre, auquel je dois ma première éducation chirurgicale. Desault donna, sur la fin de l'hiver de 1792, des leçons sur les maladies des os. Elles furent entendues par un concours prodigieu d'élèves nationaux et étrangers , qui les transcrivirent toutes avec le plus grand soin. Je pris des notes que je rédigeai avec exactitude , et j'y retrouve aujourd'hui que Desault n'avoit alors observé qu'une seule fois cette luxation , dont il nous donna tous les détails que j'exposerai à la fin de ce travail. Il me suffira de dire que ce praticien , si justement regretté, n'a jamais porté aucun pronostic fâcheux sur cette maladie ; qu'il n'a point parlé de tous ces accidens mentionnés par les auteurs. D'ailleurs , il devoit en être ainsi, puisqu'il n'avoit jamais eu d'autre intention que de présenter les résultats de sa longue expérience. Quant à la position relative de la tête du fémur , il la disoit située un peu en dehors des vaisseaux cruraux.

Jusques-là , il est un fait constant; c'est que tous ceux, quoiqu'en petit nombre, qui ont vu de telles luxations en devant, s'accordent à convenir de la douleur locale et non de cet engourdissement total du membre , de l'engorgement de toutes les parties subjacentes du scrotum , et même du testicule ; complications inévitables s'il y avoit réellement une forte compression des nerfs,

des vaisseaux cruraux et spermatiques.
M. Deschamps-Larivière, aidé de connoissances anatomiques fort exactes, a donc
raison de dire que ces accidens ne peuvent
avoir lieu. J'ajoute même que quand il y auroit compression, ce ne seroit jamais que
l'effet d'une distension des vaisseaux soulevés
au devant de la tête de l'os qui fait saillie
sous les tégumens du plis de l'aine. Je pense
bien qu'il peut y avoir une déviation ; mais,
comme l'observe M. Deschamps, est-ce suffisant pour produire un gonflement, une inflammation vive, en un mot la gangrène ?
C'est ce que je nie positivement pour l'instant, jusqu'à ce que la pratique m'ait instruit plus amplement. Pour ce qui est du
cordon des vaisseaux spermatiques, il n'y a
qu'un déplacement considérable de l'os qui
pourroit l'atteindre ; et, jusqu'alors, quel
est le cas où l'on peut affirmer qu'il a été
comprimé ?

Une luxation du fémur en devant, abandonnée à elle-même, ne paroît donc pas susceptible de faire craindre, plus que tout
autre, pour la conservation du membre et
pour la vie du malade. Est-elle réduite, la
guérison est aussi prompte et aussi complette.

On pourroit seulement redouter les suites de la rupture ou de la distension forcée du ligament inter-articulaire ; celles de son inflammation et des contusions des cartilages, qui encroûtent les surfaces coarticulées. Il n'est pas possible de rien avancer sur ce point , puisqu'il n'existe encore aucun fait qui constate l'existence de ces accidens consécutifs en pareil cas.

Tel est, je crois, l'exposé succinct et vrai de l'état actuel de nos connoissances relatives au diagnostique et au pronostic des luxations du fémur en devant. Il ne reste plus qu'à dire un mot de la manière de les réduire, en démontrant que la méthode tout nouvellement mise en usage à l'hôpital de la Charité , est, à peu de chose près , la même que Desault employoit à l'Hôtel-Dieu. Le but que je me suis proposé dans ce travail n'exige point de moi une revue générale et une discussion approfondie de tous les moyens de réduction connus et tour-à-tour usités ou rejetés jusqu'à ce jour. Je laisse aux écoles et aux auteurs des traités généraux de chirurgie , le soin d'épuiser complettement cette matière. Pour moi , je me borne pour l'instant à exposer ici succinctement la manière de procéder recommandée par Hippocrate et par Celse.

On étoit alors dans l'usage de lier mollement les bras du malade sur les deux côtés de son tronc, puis de le suspendre par les pieds, distans l'un de l'autre de quatre travers de doigt, à une poutre située en travers dans l'appartement. Cette suspension se faisoit au moyen d'un laque fort, mais mou et large, appliqué au dessus des malléoles de chaque pied. Un troisième laque étoit placé au dessus du genou du côté de la luxation, et fixé de même à la poutre transversale dont je viens de parler. Enfin, le malade ainsi suspendu par les pieds devoit avoir la tête éloignée de terre d'environ deux coudées (trois pieds de nos mesures anciennes.) Pour qu'il restât le moins long-temps possible dans cette pénible position, on chargeoit un homme fort robuste et intelligent de lui passer le coude d'un de ses bras entre les cuisses, de l'appliquer entre le scrotum et la partie supérieure de la cuisse luxée. Cet homme saisissoit fortement avec son autre main son avant-bras ainsi appuyé, puis se suspendoit lui-même au malade ; par son propre poids, il faisoit une forte exten-

sion , et après quelques mouvemens propres
à rappeler la tête du fémur dans sa cavité ;
on parvenoit à obtenir une prompte réduction. Hippocrate avoit sans doute éprouvé
que ce moyen ne réussissoit pas toujours ,
puisqu'il en propose un autre qui se rap-
proche beaucoup de celui que nous mettons
en usage aujourd'hui , sans parler de quelques-uns plus nouveaux de son temps, mais
plus compliqués et plus embarrassans , quoiqu'ils aient procuré des succès. Je reviendrai donc à parler de ce second procédé.

Celse ne dit rien sur la manière de réduire les
luxations du fémur; il expose seulement en peu
de mots que l'on se servoit d'un banc sur lequel
on couchoit les malades, de manière que le côté
sain appuyât sur ce banc, et que la cuisse luxée fût dirigée en haut. Dès-lors , on trouvoit
plus de facilité pour l'extension et la contre-
extension, pour mouvoir le membre dans tous
les sens, et pour aider le replacement de la
tête du fémur dans sa cavité. C'est ainsi que
pratiquoit Ambroise Paré dans les luxations
du fémur en devant ; et dans celles en dehors
ou en arrière , il faisoit coucher les malades
sur le ventre. Avant Celse, Hippocrate avoit
déjà recommandé les usages de ce banc , au

milieu duquel est fixée une cheville qui doit se rencontrer entre le scrotum et la cuisse luxée, pour servir de point d'appui solide au bassin qui se trouve appuyé dans cet endroit, lorsqu'on fait les extensions fortes sur la jambe et sur la cuisse. C'est dans les luxations en dedans, qu'Ambroise Paré se servoit d'un tel banc, dont on trouve la description dans tous les auteurs grecs ou latins, anciens et modernes.

Depuis long-temps la chirurgie a rejetté ce moyen, dont elle a reconnu l'insuffisance. En effet, on sent aisément combien il doit être incommode de courber un malade sur le côté sain ; car on seroit fort embarrassé s'il étoit besoin de changer les mouvemens d'extension et d'abduction. Je ne parle pas de ceux d'adduction, parce que cette situation les rend impossibles. En outre, quand il faudroit écarter la cuisse malade de celle qui est saine, pour varier les mouvemens sans interrompre l'extension, on seroit d'autant plus embarrassé, qu'il faudroit diriger ses efforts en haut, et sur une table déjà assez élevée. Ces inconvéniens sans nombre suffisoient donc pour faire le procès à un procédé qui n'est plus connu aujourd'hui.

Pour réduire la luxation du fémur en devant, il faut coucher le malade sur une table
garnie d'un matelas assez dur, puis on prend
un drap plié en plusieurs doubles, et réduit à une largeur de quatre pouces. Le milieu de ce drap ainsi disposé, est placé entre
les parties génitales et la cuisse saine, ayant
soin de le faire porter sur la tubérosité scia-
tique du même côté ; chaque chef de ce drap
passe l'un au devant et l'autre derrière la
poitrine, et on le dirige obliquement jusque
sur l'épaule qui répond à la cuisse luxée. Là,
il est croisé et confié à des aides chargés de
faire la contre – extension. Une serviette
pliée en plusieurs doubles et réduite à une
largeur de deux à trois pouces, est fixée à la
partie inférieure de la jambe, au dessus des
malléoles ; ces deux chefs croisés sous la
plante du pied, sont ensuite donnés à des
aides très-forts, chargés de faire l'extension.
Voilà quelle étoit la manière de procéder de
Desault : c'est celle employée par notre con-
frère Giraud, qui a long-temps partagé les
travaux de ce grand maître ; c'est aussi
celle que j'ai vu réussir sous la direction de
M. Pelletan, successeur de Desault à l'Hôtel-
Dieu.

D'après cet énoncé , il est aisé de concevoir que tout s'accorde parfaitement bien avec ce qui a été exécuté en dernier lieu à l'hôpital de la Charité , et que M. Deschamps-Larivière n'est pas justement fondé à critiquer la méthode de faire de Desault, en supposant gratuitement que les chefs du drap destiné à la contre - extension venoient se croiser sur l'épaule du côté sain. Ce qui est absolument tout le contraire de ce que mes confrères et moi avons vu faire, étant nousmêmes chargés d'opérer toutes les réductions dans le petit nombre de cas de cette nature, qui se sont présentés à l'Hôtel-Dieu. Il est vrai que l'on peut reprocher un défaut d'exactitude dans la rédaction de l'observation imprimée parmi les œuvres chirurgicales de Desault ; mais il faut avouer qu'il n'y est rien dit de positif sur la véritable direction du laque contre-extenteur, et cette omission ne méritoit pas à Desault la critique qu'on a faite de son procédé. D'ailleurs, il ne la mérite encore sous aucun rapport, puisqu'il n'est point de ses élèves qui n'atteste la vérité de ce que je rapporte.

Je pense que toutes les forces étant ainsi distribuées, la réduction peut s'opérer; ce

n'est

n'est pas toujours, il est vrai, avec la même facilité ; car j'ai vu des cas où le succès a été prompt, et d'autres où il a été beaucoup plus lent. L'observation recueillie à l'hôpital de la Charité, est encore une nouvelle preuve de ce que j'avance ; puisque des premières tentatives, faites de la même manière que j'ai exposée, ont été infructueuses. On avoit cependant eu soin de s'assurer de l'immobilité du bassin, en prenant une précaution qui avoit échappé à Desault. On avoit passé autour de la crête de l'os des îles, un troisième laque dont des aides soutenoient les chefs croisés au côté opposé à la luxation. Certes, il n'est pas de moyen plus sûr et plus propre à fixer le bassin, et à rendre toutes utiles les forces d'extension que l'on dirige. Aussi, après un second essai, une réduction prompte a-t-elle justifié cette prudente précaution. Je n'ai jamais vu Desault y recourir dans les cas difficiles, semblables à celui dont il s'agit. Je me rappelle seulement qu'un jour ne pouvant parvenir à réduire une luxation de la cuisse en dehors, il s'avisa d'un expédient tout-à-fait semblable. Il entoura la crête de l'os des îles d'une serviette, dont les chefs confiés à des

aides , se trouvoient croisés du côté malade.
L'extension fut faite selon la direction qu'affectoit le membre déplacé , et la contre-extension n'étoit qu'un moyen de résistance qui
s'opposoit aux différens mouvemens du tronc.
Après une simple tentative , la réduction
s'opéra presqu'aussitôt.

On me demandera pourquoi Desault né-
gligea cette précaution dans les cas de luxation en devant , où il éprouva des difficultés
pour la réduction. J'avoue qu'il est difficile
de se rendre raison de cet oubli de la part
d'un homme dont le génie chirurgical étoit
à toute épreuve. Il est des circonstances em-
barrassantes dans lesquelles les moyens les
plus simples nous échappent , et l'homme
le plus expérimenté ne les aperçoit pas
toujours. Il ne doit plus en être ainsi aujour-
d'hui pour ce point de pratique ; car je pense
que l'on doit recommander comme précepte
important , dans toute espèce de luxation du
fémur , de fixer le bassin au moyen d'un laque
qui l'entoure. Il est aussi certains préjugés favoris qui nous occupent entièrement,
et qui éloignent nos idées de l'expédient le
plus simple que souvent nous avons sous la
main. Je crois devoir dire que dans des cas

de cette nature, comme dans quelques autres
tout différens, Desault n'étoit point exempt
de ces préjugés. En effet, éprouvoit-il quelque difficulté à réduire une luxation, il étoit
persuadé que cela tenoit au trop peu d'ouverture de la capsule déchirée. D'où cette
habitude de tourner douloureusement en tout
sens un membre luxé, afin d'augmenter la
déchirure ; et quand ensuite la réduction étoit
opérée, il attribuoit ce succès à l'ouverture
plus grande de la capsule. Je n'ai jamais trop
pu croire que ce fût là la véritable et unique
raison. Au contraire, j'ai souvent pensé que
ces mouvemens extrêmes fatiguoient les muscles fortement contractés, leur faisoient per-
dre beaucoup de leurs forces et les rendoient
moins capables de s'opposer aux effets de l'extension. Je ne sais jusqu'à quel point ma présomption est fondée. Je l'abandonne aux
praticiens qui pourront seuls l'apprécier.

Néanmoins, cette espèce de luxation peut
présenter, lorsqu'on la réduit, des difficultés
très-grandes, qui ne doivent pas toujours être
attribuées au chirurgien, lorsqu'il ne s'est
point écarté des préceptes généraux. On ne
connoît qu'une observation de Desault, qui
donne précisément un exemple de luxation

qui ne fut réduite qu'avec peine. Deux premières tentatives furent inutiles; et avant d'en venir à une troisième , ce praticien célèbre fit mouvoir le membre dans tous les sens , et vint ensuite très-aisément à bout de ce qu'il se proposoit. Est-ce parce qu'il avoit agrandi la déchirure de la capsule articulaire, ou parce qu'il avoit extraordinairement fatigué les muscles qui opposoient beaucoup trop de résistance ? Cette dernière raison me semble plus plausible que l'autre. Enfin , Desault a réussi, et son exemple doit être imité , quand on a épuisé en vain tous les moyens connus de réduction. Dans l'observation qui nous a été communiquée par M. Deschamps-Larivière , je vois également qu'une première tentative fut inutile , malgré la précaution prise de fixer le bassin au moyen d'un troisième laque circulaire qui entouroit la crête de l'os des hanches. Sans doute la force de contraction des muscles s'opposa à ce que la réduction fût faite à l'instant ; et on en trouve peut-être la raison dans l'inégalité d'efforts employés à l'extension et à la contre-extension. En effet , quatre aides furent chargés de la première , et deux seulement de la seconde ; je ne parle pas de deux

autres qui tenoient ferme le laque circulaire
du bassin , et qui ne s'opposoient qu'au déplacement latéral de cette partie. J'observerai donc ici, en passant, que l'on donne improprement le nom de contre-extension , à
une résistance que des aides opposent aux
effets d'une forte extension : or , pour que
cette résistance puisse être efficace , il faut
que les forces soient au moins égales , afin
de soutenir l'extension. Elles ne l'étoient pas
dans le cas dont il s'agit , puisqu'on les trouve
dans la proportion de deux à quatre ; c'étoit
donc une raison suffisante pour que des premières tentatives ne fussent pas fructueuses.
On augmenta de beaucoup les forces oppo-
sées ; dès-lors la résistance des muscles fut
vaincue , et la réduction s'opéra.

L'objection que M. Deschamps-Larivière a
faite à la manière dont Desault dirigeoit la
contre-extension, tombe d'elle-même , puisque j'affirme qu'elle ne différa jamais de celle
usitée à l'hôpital de la Charité , à l'exception
du laque circulaire autour du bassin , dont
on n'usa jamais en pareil cas à l'Hôtel-Dieu ;
d'où il résulte que de part et d'autre , on
éprouva des difficultés dépendantes plutôt
de l'espèce de luxation et de la force de

contraction des muscles, que, peut-être, de
la manière dont on chercha à remédier à ces
accidens. Sur cinq faits qui me sont actuelle-
ment connus, il n'y en a qu'un qui semble
prouver que dans quelques cas de cette espèce, les réductions sont difficiles. Trois fois
j'ai vu le fémur déplacé, rentrer dans sa cavité, après une ou deux premières tentatives.
Cependant, l'expérience est encore trop res-
treinte, pour qu'on puisse avancer en principe
général que ces luxations ne présentent le plus
souvent que très-peu de difficultés. Néanmoins, Hippocrate nous dit qu'il arrive chez
plusieurs individus, que sans aucun appareil, mais à l'aide d'une simple extension faite
avec les mains, et d'un léger mouvement du
fémur déplacé, on fait rentrer cet os dans sa
cavité. Chez d'autres également, on obtient
le même succès en fléchissant fortement la
cuisse au plis de l'aine, et en lui faisant exécuter en même-temps un mouvement de rotation. Paul d'Œgine nous dit aussi : Si l'affection est récente, si le malade est jeune, quelquefois en prenant le fémur que l'on tourne
de côté et d'autre, on le fait rentrer dans sa
cavité articulaire. Le même succès s'obtient
aussi quand, dans la luxation en dedans, on

fléchit avec force et très-laborieusement la cuisse au plis de l'aine (1). Ici, il ne faut pas être très familier avec les anciens pour juger de suite que Paul d'Œgine n'a fait que copier Hippocrate, et qu'il n'a point obtenu ces succès dont il ne parle que par tradition. Ma présomption est encore mieux fondée en lisant que dans le cas où ces moyens seroient infructueux, il faut faire l'extension en saisissant en haut le corps sous les aisselles, et en tirant en bas la cuisse prise avec les mains à l'articulation du genou (2).

Il est donc évident qu'il peut exister des luxations du fémur en devant, dans lesquelles la réduction est plus ou moins facile, comme de semblables affections de l'humérus se présentent tous les jours avec les mêmes diffé-

---

(1) *Si enim affectio fuerit recens, et affectus homo juvenis, aliquando femur prehendentes, et hac et illac circumducentes, articulum immittimus. At vero intro factâ luxatione, etiam crure solo acervatim ac fortiter ad inguen penitissimè flexo, successum sensimus.*

(2) *Si vero his non cesserit extensione utendum est, primùm per manus, ita ut alii crus inferne circà femur et tibiam apprehensum trahant, alii supernè sub alis corpus apprehendant.* Paulus Œginetta, de coxæ luxatione, cap. CXVIII, pag. 606-7. Artis medicæ principes, edit. Henrici Stephani, 1567.

rences entr'elles, relativement aux succés
des moyens que l'on emploie pour les faire
disparoître. Pour cela, on ne doit pas accuser le chirurgien, mais bien la constitution
plus ou moins forte, plus ou moins irritable
des malades ; et je ne pense pas que, dans
aucun temps, l'art puisse jamais rien ensei-
gner de positif contre des dispositions aussi
dissemblables. C'est alors que l'instruction
et le génie du praticien doivent le forcer de
s'écarter des préceptes généraux, et lui
fournir à l'instant toutes les ressources nécessaires qu'il est impossible de prévoir, et
dont on peut encore moins calculer les
avantages.

Je ne puis terminer ce travail sans faire
remarquer que la manière de réduire les
luxations du fémur, est telle que je la viens
décrire dans le traité d'Hippocrate, qui ne
l'employoit jamais que quand tous les moyens
connus alors avoient été sans effet. On la
trouve encore exposée d'une manière plus
claire et plus précise dans Paul d'Œgine (1).

____

(1) *Si vero fortiore opus fuerit extensione, laqueis
textis aut nexiis, aut loris crus deligetur, omninò suprà
malleolum et ut nequid genu patiatur, etiam adhuc*

Il est bon de remonter ainsi à l'origine de nos connoissances pratiques, si l'on veut fixer d'une manière stable, les progrès que l'art a faits, et à qui nous les devons. Veut-on des détails plus nombreux sur ce point important, on peut encore consulter avec avantage les écrits de Galien, et sur-tout le traité particulier qu'Oribase a publié sur ce sujet (2). Tel est le résultat de mes recherches sur les luxations du fémur en devant : je n'ose me flatter d'avoir complettement atteint le but que je me suis proposé ; mais j'aurai toujours la satisfaction de croire que j'ai donné sur cette maladie quelques éclaircissemens dont la pratique avoit besoin. J'espère encore que ce travail excitera l'attention des hommes de l'art les plus distingués, et qu'ils seront assez les amis de

---

ipso superiùs. Verum partes circà pectus ligare non est necesse, sed, velut dictum est, manibus sub alas missis apprehensio fiat ; et lorum molle ac forte media sui parte ad inter fœmineum adaptatum, ab interiore parte per inguen et claviculam, à posteriore per dorsum, ad humerum adducimus, et ambo lori initia ministro damus. Loc. et edit. citatis.

(2) Oribasius, libro de *Machinamentis*, cap. XXI, XXXVI, XXXVII, XXXVIII.

leur profession pour ne plus laisser ignorer les faits qu'ils auront observés. Il ne me reste donc plus qu'à rapporter ceux qui me sont pour ainsi dire propres , puisque j'ai toujours concouru aux traitemens qu'ils ont nécessités.

DEUXIÈME OBSERVATION (1).

Desault étoit encore à l'hôpital de la Charité lorsque, pour la première fois, il eut occasion de voir une luxation du fémur en devant. Un porte-faix étoit chargé d'un sac de blé. En marchant , le pied lui glissa ; sa jambe se trouvoit portée en arrière , lorsqu'il tomba d'abord sur le genou, puis sur le visage. Dans cette position sur le genou , le fémur incliné avoit son extrémité supérieure portée en devant , et l'inférieure en arrière. Le point d'appui se rencontroit dans le genou fixé sur le sol , tandis que le poids du corps , joint à celui du fardeau , augmenté encore par la vîtesse de la chûte , ne cessoit d'agir ; dès-lors le bassin porté en devant et

---

(1) Je copie cette observation telle qu'elle se trouve dans mes cahiers de 1792 , rédigés d'après les leçons très-soignées que Desault donna sur les maladies des os.

incliné en arrière , ne contenoit plus dans sa cavité cotyloïde la tête entière du fémur. Célle-ci s'échappa à l'instant que l'homme fut entièrement renversé, et vint se placer au plis de l'aine où elle formoit une tumeur dure et assez grosse.

Le membre d'un demi-pouce plus court que l'autre, son extension considérable , la direction du pied, dont la pointe étoit un peu tournée en dehors, la tumeur dure formée par la tête de l'os déplacé , et située sur le pubis , le grand trochanter plus au niveau de l'épine antérieure et supérieure de l'os des îles, furent les premiers signes qui caractérisèrent, à une simple inspection , le déplacement de l'os. En outre , le malade éprouvoit une douleur vive au plis de l'aine ; il y avoit impossibilité de fléchir le membre qui étoit fortement tendu ; de le porter en dehors ou en dedans ; de plier le genou , sans beaucoup augmenter les souffrances du malade ; enfin . on ne pouvoit que faire exécuter de simples mouvemens de rotation , encore étoient-ils très-bornés. J'ajouterai que les vaisseaux cruraux se trouvoient en dedans de la tête du fémur ; que le grand trochanter n'avoit plus aucun rapport avec la symphyse du pubis , et que la fesse étoit aplatie.

Pour opérer la réduction , le malade , couché sur le dos , fut placé sur une table garnie d'un matelas. L'extension et la contre-extension furent faites de la même manière que j'ai exposée plus haut. Dès les premières tentatives, la tête du fémur rentra dans sa cavité. Desault attribua ce prompt succès au peu de déplacement , à la tendance que peut avoir à se redresser la capsule réfléchie autour du col ramené en arrière , à la pression exercée sur cet os par les muscles psoas et iliaque , pression aidée de l'action des fessiers , des jumeaux , du pyriforme , du carré , etc. , qui tirent en arrière le col et la tête du fémur.

TROISIÈME OBSERVATION (1).

Pendant l'hiver qui précéda la mort de Desault , un fort de la Halle fut amené à l'Hôtel-Dieu pour une chûte qu'il avoit faite deux heures auparavant, de la manière sui-vante : Il portoit sur les épaules un lourd fardeau; son pied glissa , la jambe étant ,

---

(1) Extraite des Œuvres chirurgales de Desault , tom. I, pag. 412 , deuxième édition.

ainsi que la cuisse , portée en arrière , il tomba sur le genou , la cuisse restant dans le même sens ; en sorte que la masse commune du corps et du fardeau , multipliée par la vîtesse de la chute , produisit une somme de mouvement , qui porta sur la capsule distendue par la tête du fémur , dirigée en avant et en haut, déchira cette capsule , força l'extrémité articulaire de passer à travers l'ouverture, et continuant toujours d'agir, rompit le ligament triangulaire qui unit cette extrémité à la cavité articulaire , et la força de venir se placer sur le pubis , au dessous du ligament de falloppe, où il étoit facile de la toucher.

A l'instant une vive douleur se fit sentir à cet endroit; tout mouvement devint subitement impossible dans l'extrémité; le malade fut transporté chez lui, où un chirurgien , qui le visita , crut reconnoître une fracture du col du fémur, et l'envoya à l'Hôtel-Dieu , pour y être traité.

Desault ayant examiné les parties, reconnut aux signes suivans, non pas une fracture , mais une luxation en haut et en devant. Le membre offroit un raccourcissement de près d'un pouce ; la pointe du pied étoit tournée en dehors ; la cuisse , dans une extension douloureuse, ne pouvoit être ramenée en sens contraire ; l'adduction et l'abduction étoient également pénibles ; plus rapproché qu'à l'ordinaire de l'épine antérieure et supérieure de l'os des îles , le grand trochanter étoit aussi plus en devant ; enfin , on sentoit, comme je l'ai dit , la tête de l'os saillante au plis de l'aine. Les moyens de réduction furent les mêmes que ceux dont j'ai déjà parlé.

Les extensions furent commencées dans la direction qu'alors affectoit la cuisse ; puis en même temps qu'on les pratiquoit, des mouvemens de rotation en dedans étoient imprimés au membre. Au bout de quelques minutes , la tête restant presqu'immobile, au milieu des efforts pour la déplacer, Desault fit cesser les extensions ; et , en saisissant la cuisse , il lui fit faire des mouvemens dans tous les sens , dans l'intention d'agrandir l'ouverture de la capsule , dont il soupçonnoit que l'étroitesse étoit un obstacle à la réduction.

Les extensions furent reprises, dirigées ensuite en divers sens , en même temps que le chirurgien , repoussant en bas avec force la tête de l'os , avec les pouces et les paumes des mains , tâchoit d'en seconder l'effet. Inutiles efforts : l'os déplacé n'éprouvoit aucun changement de position.

Desault fit alors cesser de nouveau les extensions, recommença les mouvemens du fémur, les augmenta même, les porta dans tous les sens, afin de déchirer la capsule ; puis nouvelles extensions qui, cette fois, eurent un plus heureux succès. En effet, au premier effort, la tête reprit d'elle-même sa place naturelle, sans qu'aucun mouvement de la part du chirurgien aidât à la réduction.

Les douleurs du malade se calmèrent presque subitement ; cependant le soir, un peu de gonflement se manifesta autour de l'articulation, sur laquelle fut appliqué un cataplasme émollient ; le sur-lendemain, tous les accidens furent dissipés, et au bout d'une quinzaine de jours, le malade se vit en état de vaquer à ses exercices ordinaires, qu'on lui conseilla de modérer encore pendant quelque temps.

QUATRIÈME OBSERVATION.

Sur la fin de mars 1794, un autre malade fut apporté à l'Hôtel-Dieu avec une luxation

en devant du fémur droit. Cet homme suivit
de près celui qui fait le sujet de l'observation
précédente. Cette circonstance extraordinaire fut remarquée par tous les élèves qui
suivoient les visites. Etant de garde ce jour-
là, comme chirurgien interne, ce fut moi
qui reçus ce blessé, et il me souvient que
Desault me demanda si j'étois bien sûr de ce
que je lui annonçois, lorsque je le prévins sur
cette espèce d'affection. Je fis coucher le malade dans une direction horizontale, ayant
la tête un peu basse, le bassin bien situé et
la jambe saine rapprochée de l'autre. Au
premier aspect, il fut facile de reconnoître
l'espèce de luxation que j'avois aperçue moi-
même. Le raccourcissement du membre, la
tumeur au plis de l'aine, la douleur vive
fixe en cet endroit, l'aplatissement des
fesses, l'impossibilité de fléchir la cuisse et
le genou, sans faire cruellement souffrir,
furent autant de signes essentiels et acces-
soires recueillis sur-le-champ avec la dernière
évidence. J'avois préparé tout ce qui étoit
nécessaire pour la réduction. Le malade fut
transporté dans l'amphithéâtre, où se donnoient ordinairement les leçons ; il y fut couché sur une table garnie d'un matelas, et les
moyens

moyens d'extension, ceux de contre-extension, furent appliqués selon l'usage alors adopté. Une première tentative fut faite, et l'os déplacé ne rentra pas dans sa cavité. Une seconde fut plus heureuse, car la luxation fut réduite presqu'aussitôt.

Le malade fut reporté dans son lit, où on lui appliqua sur toute cette articulation un large cataplasme arrosé d'eau végeto-minérale, et où on lui maintint les genoux rapprochés l'un de l'autre. Ce ne fut qu'après huit jours que cet homme se leva pour la première fois. Alors il ne put marcher d'abord sans éprouver une douleur et une foiblesse locale qui disparurent après un exercice continué plusieurs jours de suite; et avant de quitter l'hôpital, ce malade fut présenté aux élèves auxquels on communiqua, selon l'usage, les détails de son affection et du traitement qu'il avoit subi.

Cet homme étoit âgé de trente-huit ans, fort, et d'une constitution athlétique; son métier étoit de transporter le bois de la rivière dans les chantiers des marchands.

CINQUIÈME OBSERVATION.

Il y avoit à peine trois mois que M. Pelletan dirigeoit le service chirurgical de l'Hôtel-Dieu, qu'étant de garde, je reçus un autre malade dont le fémur gauche étoit luxé en devant. C'étoit au mois de septembre 1794. Cet homme, âgé de quarante-cinq ans, porte-faix employé chez un marchand de la rue Saint-Méderic, fut visité par M. Pelletan, par notre collègue Giraud, chirurgien en second de cette maison, et par tous mes confrères chargés du même service que moi. D'après les signes bien évidens qui existoient, on reconnut, à la visite du soir, l'espèce de luxation que j'avois distinguée le premier. Cet homme fut apporté à l'Hôtel-Dieu entre midi et une heure. Comme il n'avoit pas mangé depuis long-temps, en attendant la visite du soir, je ne crus mieux faire que de le mettre au bain, où il fut placé horizontalement comme s'il avoit une hernie avec étranglement. Après y être resté deux heures sans nul inconvénient, je le fis reporter dans son lit, avec les mêmes précautions dont j'avois déjà usé. Je recouvris d'un large cataplasme émollient toute la tumeur osseuse du plis de l'aine , et toutes les parties voisines de l'articulation , puis je préparai tous les objets nécessaires à la réduction.

Le soir , ce malade fut visité le dernier par les chirurgiens en chef , d'après ce que je leur avois dit sur le genre d'affection que j'avois reconnu. Au premier coup d'œil , il fut impossible de se méprendre sur la luxation du fémur en devant. Les signes en étoient si évidens et si palpables , qu'on s'occupa sur-le-champ de les faire disparoître à l'aide des moyens ordinaires dont j'ai tant de fois parlé. Dès la première tentative , M. Pelletan , qui avoit la paume d'une main appliquée sur la tumeur du plis de l'aine , sentit aussitôt la tète du fémur se déplacer et rentrer dans sa cavité avec un bruit assez sensible pour qu'il frappât l'oreille des aides et des autres assistans.

La luxation étant réduite , le malade fut reporté dans son lit , où on lui appliqua un large cataplasme sur toute l'articulation , et où on lui maintint les genoux rapprochés au moyen d'une simple bande. Le lendemain , on n'accusoit aucune souffrance ; il n'y avoit ni rougeur , ni engorgement ; on ôta la bande qui rapprochoit les genoux , et le cataplasme fut supprimé. Dès le sixième jour, le malade se leva, et le neuvième, il quitta l'hôpital, se plaignant encore d'un peu de foiblesse dans cette partie, et n'osant marcher avec son assurance accoutumée.

IIE. MÉMOIRE.

Considérations générales sur les Nécroses.

I. L'OPINION des chirurgiens me paroît si fortement prononcée sur le mode d'être des nécroses, que je n'espère point être assez heureux pour la combattre avec succès, et encore moins pour lui substituer la mienne, ou celle que je me suis faite depuis un certain nombre d'années. Celle reçue aujourd'hui est fondée sur les connoissances de l'anatomie et de la physiologie, elle est affermie par les observations-pratiques. J'en dirai tout autant pour ce qui me concerne ; en sorte que s'il existe un assentiment bien formel, il ne doit point être en ma faveur. Ce n'est pas, je le sais, aux nouveaux venus à faire la loi ; l'expérience des hommes célèbres qui les ont précédés doit leur servir de guide ; et quand ils élèvent des doutes, ils ne peuvent user de trop de réserve, loin de fronder sans ménagement tout ce qui est connu et adopté long-temps avant qu'on ait parlé d'eux. Je me suis toujours conduit d'après ces principes : j'ai pu ne pas penser, par la suite, comme mes maîtres ; mais aucun ne m'accusera d'avoir heurté imprudemment les idées de pratiques qu'il a pu produire : aussi, dans ce moment, ne m'écarterai-je point de la marche que j'ai toujours suivie, et sans manquer de respect à la mémoire des hommes illustres qui n'existent plus, et plein de reconnoissance pour ceux que nous avons encore l'avantage de posséder au milieu de nous, j'exposerai simplement mes idées, et je comparerai les faits qui me sont particuliers avec ceux, connus jusqu'à ce jour, en recherchant soigneusement de quel côté peut se trouver la vérité.

II. On entend généralement par *nécrose*, cette maladie d'un os long, suivie de sa mort, et de la régénération d'un autre qui l'entoure. Ce n'est que dans ces derniers temps que cette définition précise a pu être donnée, parce que ce n'est que depuis peu que ces affections ont été bien observées sur le vivant et sur le cadavre. C'est de cette époque aussi que datent les vues théoriques que l'on a proposées, que l'on a adoptées dans les écoles,

et qui ont fixé invariablement la méthode
curative exclusivement employée aujour-
d'hui par les plus grands maîtres. Cette maladie a été plus particulièrement observée
sur les os longs des extrémités, ou au moins,
ce sont eux qui, jusqu'alors, en ont donné
des exemples plus nombreux et plus carac-
térisés ; c'est aussi d'après les pièces pathologiques recueillies parmi eux, qu'on a le
plus raisonné, afin de parvenir aux résultats
certains que l'on possède. Les expériences
de Duhamel sur l'ossification du périoste ;
celles de Troja, si connues des physiologistes,
parurent si concluantes, dans le temps, que
tout sembla être épuisé, quant aux recherches sur la régénération des os, et quant
à la manière dont se fait la séparation des
séquestres, dans des cas qui intéressoient
vivement, et l'art et la science.

III. On connoissoit encore quelques observations singulières rapportées par Scultet,
par Ruysch, par Cheselden, et Morand,
relatives à des os longs prodigieusement
exostosés, dans le centre desquels on aperçoit des fragmens considérables, détachés
du tout, mobiles et comme incarcérés dans
ces vastes cavités. Dans beaucoup d'amphi-

théâtres, ces pièces curieuses étoient mon-
trées aux élèves avec une sorte d'enthou-
siasme, et des hommes distingués, Cheselden
et Morand, se les sont communiquées à des
distances fort éloignées. Qu'étoient-elles donc
ces pièces ? Des nécroses véritables, mala-
ladies inconnues jusqu'alors, maladies sur
lesquelles on étoit avide de détails, d'instruction et d'éclaircissemens. Par-tout on
demandoit des observations analogues; on
cherchoit à fixer l'attention des chirurgiens
les plus célèbres de tous les pays; par-tout
enfin, on réclamoit des communications qui
se firent long-temps attendre, mais qui arri-
vèrent enfin. Les faits se multiplièrent, et le
point de doctrine parut irrévocablement établi; ce fut principalement à *David*, chirurgien de Rouen, à *Desault*, à *Noël*, que la
science dut les progrès ou plutôt l'espèce de
conquête qu'elle fit. C'est dans cette occur-
rence que la chirurgie française se distingua
d'une manière supérieure : accoutumée à
une célébrité justement acquise, elle saisit
cette occasion de s'illustrer davantage, et de
prouver qu'elle ne songeoit pas encore à dé-
générer.

IV. Le résultat de tant d'efforts, de tant

de recherches , fut qu'il se formoit un nouvel os autour de celui qui étoit mort , que le périoste seul concouroit à ce travail en s'ossifiant lui-même , et en parvenant à un volume prodigieux qui faisoit paroître le membre malade d'une grosseur excessive , énormément exostosé. Ce nouvel os , d'une texture spongieuse , formoit les parois d'une cavité immense remplie de pus qui baignoit de toutes parts la pièce mobile de l'os principal. Le malade se plaignoit de douleurs profondes , vives , lancinantes ; les muscles., la peau étoient excessivement tendus , douloureux , enflammés. Sur la surface de cette tumeur, il se formoit un ou plusieurs foyers purulens qui ne se cicatrisoient pas , ou au moins pour toujours , et qui étoient autant de voies de communication de l'extérieur à l'intérieur de cette exostose ; en sorte que les parois de cette cavité n'étoient point d'une épaisseur égale par-tout. Voilà ce que l'on vit alors. On savoit déjà que les progrès de cette affection étoient d'une lenteur extrême ; qu'il falloit un nombre indéterminé d'années pour qu'elle parvînt à son plus haut dégré , et on n'ignoroit point qu'il y avoit une époque où le marasme , la fièvre hectique , la diar-

rhée, et tous les accidens fâcheux qui succèdent aux longues souffrances , aux abondantes suppurations , terminent les jours du
malade , si une amputation faite à propos
n'arrachoit point cette victime à la mort.

V. On amputoit donc dans tous les cas de
nécrose. Cela devoit être ainsi, puisque cette
affection n'étoit point assez connue dans les
détails , puisqu'on ignoroit comment la nature procédoit à la guérison spontanée, et
encore plus comment l'aider , lorsque ses
efforts étoient impuissans. Le premier qui
eut assez de courage pour s'écarter de la
route commune , qui , sans craindre les difficultés sans nombre qui se présentoient , osa
porter d'une main hardie l'instrument tranchant pour s'ouvrir une voie à travers ce
nouvel os , et aller chercher pour l'extraire ,
le corps étranger qu'il contenoit , méritoit de
réussir ; il projettoit de grands biens pour
l'humanité ; il combattoit avec succès contre
les prétendus avantages d'une amputation
qu'il eut la gloire de faire proscrire dans tous
les cas de cette nature. Ici , l'art a peut-être
plus gagné que la science , car la pratique
reste encore la même aujourd'hui, la théorie
seule éprouve de fortes contradictions. En

un mot , les succès constans qu'a obtenus
David , ceux des praticiens distingués qui
l'ont imité , lui donnoient sans doute des
droits à publier des explications qui sédui-
sirent d'abord, et que par la suite , on adopta
après beaucoup d'expériences décisives et
concluantes , dont retentirent toutes les
écoles de l'Europe.

VI. Il parut donc comme un fait avoué et
reconnu que le périoste étoit primitivement
affecté. Cette membrane passoit alors pour
être cet organe précieux qui vivifie l'os, le
nourrit et le répare. Par suite de l'affection
qui lui étoit propre , il se trouvoit décollé
de toute la surface extérieure du corps dur
dont il étoit l'enveloppe immédiate. Les
vaisseaux de communication , les sources de
la vie , tout étoit détruit, il n'y avoit plus
aucun rapport d'organisation entre ces deux
parties. On voyoit dans l'os un *corps mort* ,
un *cadâvre* dont l'expulsion étoit indispensable. La nature se faisoit un devoir d'exécuter cette importante opération , à laquelle
elle procédoit de la manière suivante : Toute
l'étendue détachée du périoste passoit pour
un moyen de supplément qui se solidifioit
par dégrés ; en sorte que le membre, quoique

difforme, conservoit sa longueur, sa solidité et le libre exercice de ses fonctions. Il survenoit des accidens très-graves, parce que le nouvel os ne cesse d'être une substance organique, susceptible de toutes les irritations que peut causer tout corps étranger qu'il contient ; parce qu'il est dans un état continuel d'inflammation qui ne peut jamais disparoître qu'avec la cause qui la produit.

VII. Cette irritation, entrenue par le corps étranger, provoque une suppuration continuelle, le cadâvre osseux ne cesse d'être baigné par le pus qui le macère, le ronge, le dissout. Pour cela, on donne à ce fluide des propriétés acides qui agissent sur la partie terreuse, la réduisent à un tel état de ténuité, qu'elle se confond avec lui, et est chariée au dehors au moyen des ouvertures fistuleuses du périoste et des chairs. L'action du pus auquel on accorde un commencement d'acescence, fait que la surface de l'os mort est inégale, comme burinée, sur-tout vers ses extrémités ; qu'à la longue on observe plusieurs pièces qui se divisent encore : en sorte que le tout présente plus de surface pour être plus complettement dissout, et expulsé au dehors. Que de temps, que d'années pour que ce grand

œuvre soit accompli ! que de dangers à courir, et que d'incertitudes dans le succès de
l'expectation ! Ce n'étoit donc pas sans des
raisons bien fondées que l'on se décidoit à
amputer dans des temps antérieurs ; c'étoit
donc avec un grand discernement que par
la suite on répondit aux vues de la nature,
en apercevant le but vers lequel elle ten-
doit, en secondant ses efforts, en abrégeant
son travail à l'aide d'opérations pratiquées
avec beaucoup de précision et un grand jugement, que l'on ne peut acquérir que par
une expérience consommée. La nature s'ou-
vroit à grands frais des routes inconnues aux
personnes de l'art ; celles-ci les ont étudiées
avec succès, ont agrandi les ouvertures
spontanées qui s'étoient formées, les séquestres ont été enlevés ; la guérison a été
prompte, et l'amputation délaissée pour jamais.

VIII. Tout ce qu'on sait de plus positif,
de plus certain sur la théorie de la nécrose,
se réduit à ceci : Un os long frappé de mort,
en tout ou en partie, se trouve environné
d'un autre qui se forme à l'aide du périoste,
et dans la propre substance de cette membrane. Pour opérer la guérison de cette ma-

ladie, il faut pénétrer dans ce nouvel os , en exciser une quantité suffisante , pour que l'on puisse extraire facilement le corps étranger, ou l'os mort, détaché de toutes parts , mobile et nageant dans une abondante quantité de pus. L'antopsie fait voir que les surfaces de ce séquestre sont inégales , raboteuses, comme burinées , ce que l'on attribuoit autrefois à la propriété acide que l'on reconnoissoit dans le pus. J'entre dans tous ces détails , afin qu'on ne croie pas que j'ignore tout ce qu'on a dit et pensé des nécroses ; c'est précisément parce que tout m'est connu, parce que j'ai médité sur tous les points de la théorie, que j'élève des doutes , que je conteste la vérité de tout ce qu'on a écrit. Je m'explique franchement. Il peut se faire que j'aie tort , et dans ce cas , je me résigne à l'oubli qui devra ensévelir cet essai. C'est une justice que le public sait rendre aux ouvrages dont l'intérêt est au moins nul , s'ils ne sont pas tout-à-fait le cachet de l'ignorance.

IX. Dans les sociétés savantes auxquelles j'ai l'honneur d'appartenir , il m'est arrivé quelquefois de ne point me trouver d'accord dans des discussions relatives à la nécrose et aux fonctions du périoste. Après m'être expliqué clairement sur ces points différens, comme sur tant d'autres, des esprits sages et réfléchis ont été ébranlés, sans pour cela se prononcer entièrement en ma faveur; par cela même qu'ils ne se croyoient pas suffisamment instruits de la doctrine que je cherchois à développer; d'autres ont partagé mon opinion que peut-être ils avoient conçue avant moi, et ce sont des professeurs distingués de l'école de médecine de Paris. J'ai publié une partie de ces idées dans les mémoires de la société médicale d'émulation ; elles ont été bien reçues des praticiens les plus renommés, et j'ose avancer que les étrangers se sont empressés de les extraire et d'en faire des traductions. Deux mémoires seulement que j'ai déjà mis au jour ont été traduits en Allemagne et en Italie ; les édilions épuisées en peu de temps sembleroient m'assurer de grands succès, et me persuader que ma doctrine est déjà admise dans quelques écoles célèbres, si j'en juge par le desir que l'on me témoigne de me voir terminer mon ouvrage (1). Néanmoins, dans ces réu-

____

(1) Des lettres particulières que j'ai reçues de l'Al-

nions savantes, j'ai trouvé un *très-petit nombre* de ces contradicteurs, bas et vils, qui ne sont connus que parce qu'ils parlent souvent d'eux, qui ont besoin d'une plume étrangère pour rédiger ce qu'ils observent mal, et dont ils ne savent pas même se rendre raison. On ne doit cependant pas leur en faire un reproche si vif, car le jugement leur manque; leur éducation première est si mince, qu'on doit les excuser s'ils ne savent pas lire correctement et encore moins écrire. Nous avons de leurs ouvrages, re-

lemagne, me pressen tsans relâche de publier un ouvrage commencé depuis long-temps, fort avancé et loin encore d'être terminé. On m'a même engagé d'en faire une édition latine en même-temps que je publierais en France. L'étendue de mon travail, le soinqu'ilexige, me forcent à beaucoup différer, quoique j'y consacre tous les instans dont ma pratique me permet de disposer. Cependant, il est probable qu'après avoir publié quelques autres Mémoires isolés, destinés à pressentir l'opinion des personnes instruites, en les engageant à me faire leurs observations; j'écrirai en latin, mes vues générales sur la physiologie et la pathologie des os. J'y joindrai toutes les gravures nécessaires, afin que l'on reconnoisse la précision avec laquelle je soigne l'ouvrage principal qui suivra de près cette esquisse.

cueils

cueils de faussetés bien rédigés par une plume étrangère, publiés sous leur prétendu grand nom, et dont l'écrivain-rédacteur qui a tout le mérite essentiel, reste ignoré.

X. Il faut en convenir, rien n'est plus favorable à la décadence de la chirurgie. Eh ! qu'importe que ces hommes aient beaucoup opéré sur des champs de bataille, exposés aux plus grands dangers ? Ont-ils été seuls dans cette circonstance pressante ? Le courage donne-t-il un mérite chirurgical ? Qu'ont-ils fait pour ne pas opérer ! Rien. Du sang ! du sang ! voilà tout ce qu'il faut. Le spectacle frappe les sens et décide des réputations. On a vu beaucoup de malades. Cela est vrai, beaucoup trop ! Mais combien a-t-on vu de maladies ? Aucune. Il est à présumer, sans doute, qu'il ne faut rien de plus pour parvenir aux honneurs. Un chirurgien de première classe, fort paisible, fort instruit, travaille avec succès ; il observe bien les maladies qui lui sont confiées ; il a opéré comme les autres, au milieu du feu de l'ennemi ; il couru toutes sortes de dangers ; il a rendu des services immenses ; il reste ignoré, et voit dans le silence, comblé de bienfaits celui qui n'a fait que des victimes,

celui qui ne compte que le nombre des amputations, des mutilations, des bras, des jambes et des cuisses qu'il pouvoit conserver,
et qu'il a fait tomber sous le couteau et la
scie. Ce sont des mutilateurs et non des chirurgiens ; ils n'ont aucune science de leur
profession ; ce sont des ouvriers grossiers, et
rien de plus.

XI. Tels je vois ces esprits bornés qui ne
me pardonnent point mon opinion, et peut-
être la dureté avec laquelle je l'ai défendue
contre eux. J'ai su me rendre indépendant ;
j'y suis parvenu, et je pense avoir droit de
tout dire avec franchise. Ils me parlent de
l'ossification du périoste, comme s'ils avoient
pris la nature sur le fait. Ils me rapportent
les expériences de Duhamel, celles de Troja,
sans en connoître les détails, sans savoir dans
quelles vues elles ont été faites, et quels en
ont été les résultats. Ils ont l'idée confuse
des systèmes exposés dans leurs écoles, ils
n'en ont digéré aucun ; et persuadés qu'ils
savent tout, ils se croient dispensés d'ap-
prendre encore. Ces chirurgiens titrés igno-
rent-ils donc que je connois tout ce qu'on a
pu dire jusqu'ici sur les usages et sur les
fonctions du périoste, et que c'est pour cette

raison que je me suis permis de douter et de l'avouer publiquement ? La théorie de la nécrose m'a toujours paru aussi bien développée, aussi vraisemblable, que les connoissances du temps pouvoient le permettre ; mais quels progrès n'avons-nous pas fait depuis peu d'années ! Et si autrefois cette partie de la science chirurgicale ne paroissoit pas susceptible d'aller plus, aujourd'hui que la physiologie des os semble être parvenue à son plus haut degré de perfection, elle reprend ses droits et marche sur la même ligne qu'elle, qui est son unique flambeau.

XII. Dans ses expériences, Duhamel a eu pour objet de prouver que le périoste étoit à l'accroissement des os, ce que l'écorce est à celui des arbres. Séduit par cette idée, ce physicien a fait toutes les recherches que nous connoissons ; et de ce qu'il a vu teints en rouge les os des animaux nourris avec la garance ; de ce qu'il a observé des couches blanches et rouges alternativement chez ces animaux qui avoient pris des alimens, tantôt avec, tantôt sans la garance, il a paru constant que les fonctions du périoste étoient vraiment celles qu'il avoit supposées d'abord. D'où les pathologistes ont cru très-naturel

que dans les nécroses, un nouvel os se formoit dans la propre texture du périoste.
Telle est l'application que l'on fit alors à la
pathologie, de ce nouveau système de physiologie. Assurément, il n'y avoit rien de
plus ingénieux, de plus séduisant que cette
idée qui n'étoit rien moins que très-spécieuse;
elle s'accordoit on ne peut mieux avec cette
stucture lamellée que l'on disoit être particulière aux os, et on ne doit pas s'étonner
que Duhamel et ses partisans l'aient défendue
avec un grand acharnement. Elle servoit à
expliquer tous les phénomènes que présentent les os considérés dans l'état de santé et
dans celui de maladie. Par qui ce système
fut-il adopté? Par des personnes confiantes
qui ne se donnent pas la peine d'expérimen-
ter, et qui croient tout sur parole. Par qui
fut-il rejetté? Par des anatomistes, par des
physiologistes qui ont fait des recherches
sous des rapports opposés, et qui ont obtenu des résultats très-différens.

XIII. S'il est une circonstance où l'on observe combien il est dangereux pour les
sciences que ceux qui les cultivent, soient
prévenus par des idées favorites qu'ils se sont
faites, auxquelles ils tiennent beaucoup, et

qu'ils s'opiniâtrent à soutenir envers et contre tous ; il n'en est point de plus prononcée que celle dans laquelle s'est trouvé notre illustre académicien , lui seul nous a prouvé combien il étoit fâcheux d'être esclave des préjugés , d'être asservi à telle ou telle opinion, quand on travaille pour les progrès de la science. Il eût mieux valu qu'il n'eût rien su, qu'il n'eût eu aucune idée, qu'il ne se fût douté de rien, et je suis très-assuré que, dans ses recherches minutieuses, il n'auroit point pris le périoste comme l'organe essentiellement utile, pour la production des os ; il n'auroit pas toujours vu les usages prétendus de cette membrane, il n'auroit pas rapporté tout à elle ; en un mot, la comparaison qu'il a cru juste, n'auroit jamais existé. Qui doit-on accuser de ces erreurs ? Est ce la faute de Duhamel ? Non, c'est celle de l'esprit humain. Il en a été ainsi de tous les temps ; les erreurs ne cesseront qu'avec l'homme.

XIV. Ce que je dis de Duhamel, est applicable au célèbre Haller qui a erré dans un sens contraire, qui a obtenu des résultats concluans et non moins certains en apparence. Cet illustre anatomiste et physiologiste, n'a fait que des expériences synthétiques, et par-tout il a cru voir un suc osseux, qui, en se durcissant, forme les os, les répare et les reproduit lorsqu'ils sont altérés, avec perte de substance. Quand on médite tout ce qui a été fait sous ce point de vue ; quand on lit avec attention tous les détails minutieux des expériences, on reste convaincu qu'il est besoin d'un suc osseux pour la formation des os, et que les fonctions du périoste ne sont nullement telles qu'on les supposoit. Alors on est contraint d'abandonner Duhamel pour suivre Haller ; ou bien, ce qui est plus sage, on se contente de connoitre ces deux systèmes sans en adopter aucun, toutes les fois que l'on n'est pas encore bien convaincu. Je me suis trouvé dans ce cas. Les opinions de Duhamel m'ont toujours parues fort jolies ; celles de Haller m'ont ébranlé, et je n'en ai adopté aucune ; fondé sur ce que l'un ou l'autre avoit nécessairement tort ; puisque les fonctions présumées du périoste supposoient une structure lamellée des os, qui ne pouvoit point s'accorder avec le produit d'un suc osseux.

XV. Sont venues les expériences de Troja. Elles ont appliqué le sceau de l'approbation à la doctrine de Duhamel : répétées avec le plus grand soin dans toutes les écoles de l'Europe, elles n'ont laissé aucun doute que le périoste ne s'ossifiât dans certaines maladies des os : autre preuve de l'empire des préjugés, de l'esprit qui nous dirige dans nos expériences et dans les résultats qu'elles nous donnent. Il parut constant qu'il ne tenoit qu'à l'homme de produire un nouvel os, en détruisant la substance médullaire, en frappant de mort l'os qui lui est contigu. Le développement extérieur qui en étoit la suite nécessaire, fut attribué à l'inflammation, à l'engorgement, enfin, à l'ossification du périoste, et en dernière analyse, il ne fut plus permis à qui que ce fût de douter que le périoste ne fût immédiatement utile, autant à la régénération des os, qu'à leur réproduction, lorsqu'ils avoient éprouvé une perte de substance. Tels sont les faits qui ont servi de base pour établir la théorie des nécroses contre laquelle on ne peut encore s'élever dans ce moment, tant est forte l'impression reçue dans les anciennes écoles et dans celles qui existent aujourd'hui en France.

XVI. Voilà ce que je n'ai jamais ignoré, lorsque j'étudiais ma profession : et si j'émets aujourd'hui des opinions contraires, ce n'est

point sans connoissance de cause. J'ai toujours respecté ce qui m'a été enseigné ; il m'a
été démontré, autant bien que possible, que
la théorie des nécroses étoit fondée sur les
résultats des recherches anatomiques, physiologiques et pathologiques. Certes, eu égard
à l'état de la science dans des temps où elle
a beaucoup gagné de ceux qui la cultivoient
avec autant de zèle que de moyens d'instruction, on ne pouvoit rien desirer de plus parfait. Sous ce rapport, mes antagonistes ont
très-fort raison. Mais à présent, je pense
trop bien d'eux pour les croire décidés à
rester en arrière, incapables de suivre les
progrès qui ont été faits et ceux qui se font
tous les jours. C'est par cela même que je les
crois au niveau des connoissances actuelles,
que j'ose leur communiquer le fruit de mes
recherches faites, non dans le silence du cabinet, mais au lit des malades. dans les ouvertures de cadâvres. C'est à mes maîtres, à mes
confrères instruits que je soumets mon opinion,
puisque je les suppose plus expérimentés que
moi, puisque je ne crains pas d'en appeler à leur jugement. Loin de moi toute conjecture, toute hypothèse ! La pratique seule
fait la base de mes observations ; c'est avec

les faits présens à ma mémoire, exposés dans le moment sous mes yeux, que je combats les idées reçues par-tout ; et pour confirmer ce que j'avance, je n'ai besoin que d'inviter les praticiens possesseurs de cabinets pathologiques, de mieux examiner les pièces qu'ils peuvent avoir. Les phénomènes généraux que présentent les os malades, ne varient nulle part ; et si je puis errer, ce ne sera donc que dans l'explication que j'en donnerai.

XVII. Je le demanderai à ces vils détracteurs titrés, dont l'entêtement invincible démontre l'ignorance profonde, dans la science de leur profession ; je le demanderai à ces chirurgiens qui n'ont de places supérieures que parce qu'ils ont beaucoup manié le couteau et la scie ; je le demanderai à ces hommes qui n'ont aucune éducation première, qui ne sont susceptibles d'aucune instruction : peuvent-ils faire autorité ? Leur ton d'assurance est-il capable d'en imposer ? Écoutez-les parler, discuter ; les fautes de français sortent de leur bouche, comme la lave est projetée d'un volcan embrasé. Ils s'expliquent à tort et à travers ; ils *protègent* des élèves qui les abandonnent vite, lorsque leur

instruction est avancée, et leur crasse ignorance reste à découvert. C'est à ces fléaux de
la chirurgie qu'ils peuvent rendre barbare,
que je demande s'il est permis de reconnoître
aujourd'hui dans la texture des os, une organisation lamellée, si l'on ose professer cette
doctrine dans les leçons de physiologie. Est-
il reçu, dans ce moment, que le périoste
forme les os, que cette membrane s'ossifie
dans les cas de maladie ? Prononce-t-on affir-
mativement sur les usages particuliers de
cette enveloppe ? Si ces barbares connois-
soient le latin, je les renverrais à l'ouvrage
de Scarpa ; s'ils lisoient passablement le français, s'il pouvoit entrer dans leur tête deux
idées de suite qu'ils fussent capables de com-
biner, je les renverrais aux ouvrages de
Bichat, de Richerand, et à tous ceux qui ont
paru depuis. Que peut-on espérer ? Ils n'offrent aucune ressource pour le bien, et les
places qu'ils occupent, les mettent dans le
cas de faire le plus grand mal, de tuer la
chirurgie, qui est aujourd'hui sans défenseur.

XVIII. Si la théorie de Duhamel et de ses
sectateurs sur la formation des os, n'est plus
admissible, il est prouvé que rien n'est plus
faux que celle relative à la nécrose. S'il est

démontré qu'on a fait une mauvaise application des expériences de Troja , qui confirment particulièrement mes idées , je ne doute nullement de ma supériorité dans la discussion que j'élève. Qu'a prouvé Duhamel par ses expériences ? Rien autre chose , sinon qu'il existe une sécrétion continuelle dans le tissu des os , que ce sont les artères capillaires sanguines qui en sont les organes ; qu'il existe un absorption constante qui ne peut avoir lieu sans vaisseaux lymphatiques , que l'on n'a point encore aperçu dans le tissu osseux. Le premier résultat est démontré par cette teinte rouge que prennent les os des animaux qu'on nourrit avec la garance ; le second est manifesté par le retour à leur couleur naturelle des os de ces mêmes animaux auxquels on donne la nourriture convenable. De nos jours , il n'est point permis de penser le contraire de ces phénomènes , ou bien il ne faudroit point admettre les connoissances positives en physiologie. D'où je conclus que Duhamel, entraîné par son opinion dominante, a tout rapporté à elle , et a mal expliqué ce qu'il a vu , et que les chirurgiens ont dû nécessairement faire de fausses applications relatives à la théorie des

nécroses. Ces derniers ont avancé que le décollement du périoste étoit une cause de nécrose ; ce fait est en partie vrai , et rien n'est
plus faux que de croire à l'ossification de
cette membrane. Je reviendrai incessamment
sur ce point d'un grand intérêt pour la pathologie.

XIX. Qu'ont prouvé les expériences de
Troja ? Que la destruction de la moelle et de
la membrane qui lui sert d'enveloppe commune avec la parois du canal médullaire , est
également une cause de nécrose. Je dirai
encore que ce fait est vrai en partie ; et qu'il
est faux aussi que le gonflement qu'on remarque au moignon , appartienne au périoste
qui s'est ossifié , qui a formé un nouvel os ,
qui représente une gaine osseuse contenant
celui qui est mort , et qui, tôt ou tard, doit
être extrait. Rien n'est moins raisonnable
que l'explication de ce phénomène , qui
est uniquement présenté par le corps de
l'os même , qu'on croit, sans raison , mort
dans toute son étendue , dans toute son
épaisseur. Ici , je puis faire à Troja le même
reproche qu'à Duhamel. Entraîné par l'o-
pinion qu'on cherchoit à faire adopter de
son temps, il n'a vu que le périoste qui

s'ossifioit par tout , tandis que les faits même qu'il observoit , lui offroient précisément le contraire de ce qu'il croyoit voir ; et si ce physiologiste eût bien examiné les pièces pathologiques qu'il a formées en grand nombre, si son esprit n'eût point été prévenu , certes , il eût victorieusement combattu les idées nouvelles auxquelles il en auroit substitué d'autres qui lui eussent fait beaucoup plus d'honneur , et qui eussent définitivement fixé nos connoissances nécessaires pour expliquer la formation des nécroses. L'erreur de Duhamel a causé celle de Troja ; le premier a retardé beaucoup les progrès de la science , et le second pouvoit leur donner une impulsion vigoureuse , qui désormais nous eût dispensé de toutes recherches ultérieures à cet égard. Enfin , il étoit réservé aux physiologistes d'aujourd'hui de discuter avec plus de succès, de fournir aux pathologistes des moyens d'expliquer avec plus d'avantage, je crois, tous les phénomènes que présentent les nécroses, et de mettre la vérité dans tout son jour.

XX. J'ai donc démontré à mes détracteurs que je n'ai point peints sous des couleurs favorables , et qui sont celles cependant qui leur

conviennent exclusivement , combien je suis
fondé à m'élever fortement contre les opinions reçues qu'ils n'ont pas encore le talent
de bien posséder dans tous leurs détails ; je
leur ai donc prouvé , dis - je , et par mes
écrits antérieurs , et par ce que j'ai exposé
dans le commencement de ce travail , que je
n'ignore rien de ce qui est enseigné dans les
écoles , et de ce qui est imprimé dans les
livres les plus modernes , et que je pou-
vois répondre avec avantage à toutes les objections qu'ils ne manquoient point de me
faire , toujours sans fondement , toujours en
éludant la question ou la proposition principale que je leur posais avec beaucoup de
précision. Ce n'étoit pas tout , il m'impor-
toit essentiellement d'analyser les expériences de Duhamel , celles de Troja , et de détruire de fond en comble les systèmes qui en
ont été l'effet. Je pense avoir réussi en partie,
par les idées générales , par quelques vues
physiologiques que j'ai développées. Maintenant , il me reste à exposer dans le plus
grand détail mes observations - pratiques :
car , je ne cesserai de le répéter, si j'en étois
dépourvu , j'eusse gardé le silence ; et tout
ce que je dirai peut être vérifié à l'instant

par toutes les personnes qui possèdent quelques pièces de pathologie des os. Je n'ai fait qu'une mention très-légère de Haller, parce que la théorie de cet illustre physiologiste, est celle qu'on possède le moins, qu'on a le plus négligée, et qu'on ne m'a point opposée.

XXI. L'excellent Mémoire du professeur *Scarpa*, sur la structure intime des os, que tout le monde peut à présent méditer et consulter avec soin, est la source dans laquelle j'ai puisé pour faire coïncider mes vues générales de pathologie avec les connoissances physiologiques. C'est à ce travail que je dois l'application exacte et juste de tous les résultats de mes recherches sur les maladies des os ; en un mot, c'est à lui que je rapporterai tous mes succès, si je suis assez heureux pour en compter quelques-uns. Il résulte des expériences nombreuses qui ont été faites par cet illustre praticien, que la texture celluleuse, vasculaire et réticulaire est particulière aux os, comme aux autres parties ; que ces corps durs ne sont point un composé de lames étroitement unies ensemble, et que le périoste ne concourt en rien à leur formation. Telle est, dans ce moment, la doctrine reçue et professée dans les meilleures écoles particulières et publiques de Paris, dans toutes celles de l'Angleterre, de l'Italie et de l'Allemagne, dans lesquelles on n'entend plus parler de Duhamel et de Troja, que pour donner un exemple frappant de la prévention, sur des esprits bien organisés, capables de tout entreprendre et de réussir dans tout. Les hommes du plus grand génie sont sujets à l'erreur; le préjugé seul a de l'empire sur l'ignorance incapable de rien approfondir, et encore moins de juger les connoissances d'autrui.

XXII. Je reviens naturellement à cette proposition générale : La nécrose est la mort plus ou moins profonde d'un os long, ou d'une partie dans laquelle l'ossification du périoste n'a jamais lieu, et dans laquelle il ne se fait jamais de réparation de tissu (1). On s'aper-

______

(1) Je ne parle que des os longs, parce les nécroses dont on a fait mention jusqu'à présent, n'ont été prises que dans cette classe. Dans le cours de la discussion, on verra clairement que je reconnois cette maladie dans toutes les parties du corps où il se trouve des os, et que je suis très-éloigné de la croire particulière à tel, plutôt qu'à tel autre. J'ai cru cette remarque nécessaire pour ôter matière à toute objection relative à ce sujet.

çoit

çoit déjà que j'émets ici une opinion bien opposée à celle que l'on doit concevoir de la définition donnée par ceux qui ne parlent que du périoste. Il me reste maintenant à exposer les raisons dont je m'appuie, et qui font seules la base de ma théorie. C'est ici que, mettant de côté toute espèce d'analogie, toute discussion qui pourroit paroître oiseuse, je sens la nécessité d'entrer promptement en matière, et de commencer par l'exposition des faits de pratique. Il est convenu aujourd'hui, que quand le périoste est décollé en tout ou en partie, l'os auquel il adhéroit est frappé de mort, est nécrosé ; que cette membrane s'ossifie généralement et forme gaine, dans laquelle cette portion de cadavre osseux est renfermée, isolée et mobile dans tous ses points. Voilà ce que nous dit positivement David, voilà ce que n'ont point cessé de nous répéter les partisans nombreux qu'il a eu, et qu'il conserve encore parmi nous. C'est ce que je prends la liberté de nier formellement, et les motifs sur lesquels je me fonde, sont ceux-ci : Un os dout le périoste est décollé, est un os mort dans l'étendue de sa dénudation. Ce fait est incontestable, et je l'admets avec les pathologistes. Alors, je le demande, la membrane qui n'a plus aucun rapport naturel avec le corps auquel elle appartenoit, n'est-elle pas elle-même dans un état de maladie ? Personne ne soutiendra la négative : elle éprouvera donc les phéno-mènes plus ou moins marqués qui caracté-risent une inflammation, et cet état est donc nécessaire pour que l'ossification ait lieu.

XXIII. S'il en est ainsi, que de circons-tances semblables, dans lesquelles cette mem-brane ne s'ossifie pas ! Qui n'a point eu à soigner de fortes contusions dans lesquelles il se trouvoit du sang épanché entre l'os et la membrane qui le recouvre ? Qui n'a point eu occasion d'ouvrir de tels dépôts sanguins ? Qui n'a point donné issue à du pus amassé immédiatement sur l'os ? Qui n'a point donné ses soins pour de telles dénudations consécu-tives ? Et qui a observé une ossification du périoste, une nécrose ? Personne, sans doute, n'en conviendra ; et c'est cependant le cas présumé par David et par beaucoup d'autres pathologistes d'un mérite très-distingué. Je vais plus loin : Une plaie avec perte de subs-tance et dénudation plus ou moins étendue d'un os long, doit bien être suivie d'une né-crose *incarcérée*. Mais où est le périoste pour

s'ossifier , pour former une gaine osseuse ? Il
ne peut pas exister , puisque la cause vulné-
rante l'a détruit ; cependant, la guérison
s'opère après que les exfoliations nécessaires
ont eu lieu, sans aucune régénération d'os.
A la suite des maladies graves, des fièvres
éruptives, des dépôts sont situés sur les os ;
ceux-ci sont dénudés, s'exfolient, guérissent,
sans qu'autour d'eux il se soit rien reproduit
de nouveau. Voilà ce qui est incontestable
pour le praticien : tel est le cas susceptible
de se présenter sous une infinité de rapports,
et qui devroit produire des nécroses.

XXIV. Que le périoste soit décollé , n'importe de quelle manière qu'il soit détruit, il
est constant que l'étendue de la nécrose est
celle de la dénudation, sans en comprendre
toute l'épaisseur de la paroi du canal médullaire. C'est ce que j'appelle un *nécrose partielle* et *superficielle*. Que devient-elle ? Il
faut qu'elle disparoisse d'une manière quelconque , autrement , point de guérison.
Comme une escarre de la peau gangrénée ,
elle sera expulsée par les seuls efforts de la
nature , par l'action vitale augmentée de toutes les parties saines qui l'environnent. Ainsi,
dans sa circonférence, cette surface dénudée

est circonscrite par tout ce qui est couvert du périoste ; et au dessous et derrière elle , le corps de l'os lui est contigu ou continu , comme on voudra. C'est dans ces lignes de démarcation que cette surface cessera d'avoir aucun rapport de vitalité avec tout ce qui l'environne ; elle ne devra plus être considérée que comme un corps étranger , dont l'expulsion sera indispensable. La masse , le volume , la pesanteur ne peuvent être déterminés d'une manière positive ; car tout est relatif à la violence du coup ou de la cause qui a agi ; aussi voit-on des exfoliations superficielles , d'autres plus considérables , et quelques-unes qui sont insensibles ou nullement apparentes , ce qui a fait dire à des chirurgiens , tels que Fabrice de Hilden , Magati , Paw . Bérenger de Carpi , à Hippocrate même , qu'il y avoit des cas où des os dénudés se couvroient d'une cicatrice durable , quoiqu'il n'y eût eu aucune exfoliation. Cette opinion est absolument fausse , puisqu'il est certain que dans tous les cas de cette nature, même les plus simples , il y a toujours des portioncules qui se détachent.

XXV. Tout le tissu osseux sain qui environne une surface dénudée , s'enflamme , se

gonfle dans tous ses points de contact avec
le corps étranger qui le touche ; celui-ci ne
reçoit l'impression d'aucune force vitale, il
est soulevé de toutes parts , il ne change
point de forme par lui-même , tous les phé
nomènes qu'il présente sont l'effet de la force
du corps vivant contre lui. S'il est très-mince,.
les vaisseaux absorbans le détruisent sur son
contour, sur ses points de contact avec le
corps de l'os sain ; il est percé d'une infinité
de petits trous à travers lesquels passent des
bourgeons charnus qui appartiennent au tissu
parenchymateux , développé de ce même os
sain. Chaque jour il s'amincit davantage ,
les lymphatiques ont plus de prise sur lui , il
disparoît en totalité , et l'on ne voit plus que
des caroncules vésiculaires , celluleuses , vas-
culaires qui s'affaissent , se dessèchent pour
former une cicatrice durable. Tel est le cas
dans lequel on dit qu'il ne s'est point fait
d'exfoliation. Il s'en est réellement fait une ,
et c'est ce que je nomme *exfoliation par
absorption* ou *insensible* , pour conserver
un mot consacré. Quand , au contraire , cette
surface dénudée est d'une certaine épaisseur ,
elle résiste plus ou moins à la voracité des
lymphatiques , et se détache toujours dans

son entier, après avoir subi les altérations suivantes.

XXVI. Pour que son isolement s'opère, il faut beaucoup plus de temps, l'énergie vitale des os qui est peu considérable, se développe avec plus de force et beaucoup plus de lenteur. Avec le temps, l'os sain parvient à un volume prodigieux, tandis que tout ce qui est malade, reste inerte comme un corps étranger, et ne change nullement d'état : par cette même raison, sa force de cohésion diminue, cesse tout-à-fait. La mobilité qui se prononce, est autant l'effet de cet accroissement de volume, que celui de l'action destructive des bouches des lymphatiques qui rongent et absorbent tout ce qu'ils peuvent des surfaces inorganiques avec lesquelles ils sont en contact immédiat. Enfin, la séparation totale a lieu spontanément ou à l'aide des secours de l'art, et le chirurgien obtient un véritable séquestre dont les caractères sont absolument opposés à ceux décrits par David. En effet, la surface qui étoit jadis recouverte par le périoste, est lisse et polie, telle qu'elle est dans le squélette, loin d'être rugueuse, couverte d'aspérités, *burinée* par le pus qui n'a cessé de la baigner pendant la durée du traitement, quelque soit la propriété acide qu'on reconnoisse faussement dans ce produit d'une sécrétion. Au contraire, le contour est inégal, dentelé, buriné, et c'étoit la partie la plus recouverte par les bourgeons charnus, la moins en contact immédiat avec le pus. La surface inférieure ou postérieure de cette escarre osseuse, ou de ce séquestre, est entièrement inégale, burinée, et n'étoit en contact ni avec le pus, ni avec les bourgeons charnus. En effet, il est une remarque constante que je dois au professeur Scarpa, et que je n'ai cessé de vérifier dans ma pratique; c'est que le tissu parenchymateux d'un os sain, quelque volume qu'il ait acquis dans le cas dont il s'agit, ne se couvre jamais de caroncules; jamais, il n'y a interposition de pus entre lui et le corps qui se détache; et le chirurgien qui enlève un tel fragment, voit la surface nouvelle qu'il découvre, inégale, nullement bourgeonneuse, et se couvrant bientôt d'une nappe de sang. Ainsi le pus n'entre donc pour rien dans la confection des inégalités de cette surface postérieure de la pièce d'os qu'on a extraite ou qui s'est détachée d'elle-même. Il est constant aussi que les caroncules charnues ne se produisent et ne s'aperçoivent que quand l'exfoliation est terminée ou au moins fort avancée.

XXVII. Ces faits de pratique forcent de convenir que le décollement du périoste n'est jamais suivi de l'ossification de cette membrane ; qu'il existe une nécrose superficielle seulement, tout-à-fait étrangère à celle dont on parle, à celle qu'a décrite David ; ils prouvent à l'évidence que les caractères propres aux fragmens dont ce praticien fait mention, se présentent dans un ordre absolument inverse, d'après ma manière de voir, en tout conforme à l'observation. Pour prouver davantage la vérité de ce que j'avance, je pourrais joindre ici la description d'un énorme séquestre, que j'ai retiré de la jambe d'un blessé, aujourd'hui parfaitement guéri, et qui étoit dans une position très-favorable à l'ossification du périoste, si cette membrane en eût été susceptible. Sa longueur est de six pouces à peu près, et sa largeur est celle de toute la face interne du tibia, et il présente tous les détails que je n'ai pas négligé d'exposer. Comme il est facile de s'en convaincre, le décollement du périoste étoit énorme, et je puis protester que cette membrane ne s'est point ossifiée. Je conserve également de très-larges esquilles qui ont appartenu à des fémurs ; je les ai extraites, les malades sont guéris , et jamais il n'y a eu ossification du périoste. En un mot, si le cas dont parle David existoit réellement , combien d'exemples de nécroses n'auroit-on pas dans les hôpitaux ! Et certes , on n'en rencontre aucun , quoique chaque jour on ait sous les yeux un nombre infini d'os dénudés. Concluons donc que jamais l'ossification du périoste n'a lieu dans les cas où il est décollé , etc. Que cette membrane est alors affectée de maladie, qu'elle est le plus souvent susceptible d'être détruite par la suppuration , et ne remplit plus aucune des fonctions qui lui sont propres. Néanmoins , dans ce cas, il y a une espèce de nécrose que j'appelle *partielle* et *superficielle* ; mais comme je l'ai prouvé , elle est loin de ressembler à aucune de celles dont on a fait mention jusqu'ici.

XXVIII. On le sait, le périoste est absolument nécessaire pour l'entretien de la vie dans l'os qu'il recouvre ; c'est de cette membrane que les vaisseaux pénètrent dans sa texture, et leur rupture existe constamment toutes les fois que cette enveloppe est soulevée, détachée. Dès lors, la surface contiguë de l'os ne reçoit plus la vie des organes qui la lui transmettoient ; elle est gangrénée, ou nécrosée. La séparation de tout ce qui est mort est nécessaire et indispensable ; enfin, on ignore jusqu'à quelle profondeur cette escarre osseuse pénètre, puisqu'il est certain que l'épaisseur du fragment qui doit se séparer, est en raison de la violence du coup qui a causé la dénudation. Dans ce cas, l'os n'est pas mort dans toute son épaisseur, puisqu'il est encore pénétré de vaisseaux qui lui viennent du canal médullaire et des autres parties dont la membrane extérieure est intacte, et ce sont précisément ces parties saines encore douées de la vie qui concourent à l'expulsion de ce qui est mort. Telle on voit une escarre de la peau être isolée par l'action vitale de ce qui est sain autour, derrière et au dessous d'elle. Rien n'est plus exacte que cette comparaison, rien de plus facile que d'expliquer uniformément les phénomènes qu'on observe dans l'un et l'autre cas, puisque tout s'accorde et que tous les effets sont à rapporter aux mêmes lois de la vitalité. J'ai prouvé, sans réplique, la non ossification du périoste, lorsqu'il est décollé, j'ai démontré que l'espèce de nécrose qui

(233)

pouvoit exister, ne ressemble en rien à celle
dont il s'agit dans les livres de pathologie.
Maintenant, je vais toucher de plus près
l'erreur dans laquelle sont encore les praticiens, et décrire une seconde espèce de nécrose, qui est celle qui leur en a précisément
imposé sur les véritables fonctions du périoste. Je ne serai pas moins clair dans cette
circonstance. J'espère déchirer complètement
le voile et faire voir la vérité dans tout son
jour.

XXIX. Une inflammation de la membrane
médullaire, un dépôt qui lui succède, provo-
quent l'accumulation du pus dans la cavité du
canal d'un os long, la dénudation des parois de
ce même canal ; enfin, une *nécrose* que j'appelle *particlle* et *profonde*. Chaque jour les accidens augmentent, l'accumulation du pus devient plus considérable, et la pression que ce
fluide exerce contre l'intérieur de l'os, déter-
mine les douleurs les plus vives. Il ne faut pas
croire alors que l'os soit nécrosé dans toute
son épaisseur ; car on se méprendroit beaucoup. Il est frappé de mort dans cette partie
qui est plus voisine du canal, et qui recevoit
particulièrement la vie des vaisseaux sanguins que lui transmettoit la membrane mé-

dullaire, son périoste interne. Au contraire ,
tout ce qui est en rapport de vitalité avec le
périoste externe, ce qu'on pourroit appeler
avec Scarpa le *cortex* de l'os , est parfaitement sain , et doit concourir à l'expulsion du
corps étranger qu'il contient et qui lui est
concentrique. Pour cela , il se gonfle , se
tuméfie ; de compacte, dense et serrée qu'é-
toit sa texture , elle devient épaisse , spongieuse, molle et moins consistante. L'os peut
acquérir un volume considérable, et offrir
une exostose des plus prodigieuses. L'inflammation du tissu parenchymateux de l'os sain ,
se continue bientôt au périoste , au tissu cellulaire qui le recouvre, et à toutes les parties molles qui l'avoisinent : en un mot, la
totalité du membre est affectée.

XXX. Le pus augmente en quantité dans
l'intérieur de l'os ; chaque jour la pression
devient plus forte contre cette substance
spongieuse, molle , de l'extérieur de ce même
os , autrefois d'une consistance si dure et si
serrée. C'est cette partie nouvellement développée , qui forme cette espèce d'étui , de
gaine dans laquelle est contenu le séquestre
et le pus dont il est baigné de toutes parts.
Les parois de cette nouvelle cavité osseuse

sont formées aux dépens de l'os lui-même , et non par un changement d'état du périoste. C'est cette partie de l'épaisseur de l'os , con- tiguë à cette membrane , qui en reçoit la vie ; c'est elle qui s'est accrue par le procédé in- flammatoire , et qui simule ce nouvel os , cette régénération osseuse qu'on a cru exis- ter toujours en pareil cas. Ce nouveau pro- duit d'un tel changement , résiste moins chaque jour ; il n'est pas également épais par-tout ; et dans les points les plus faibles , il cède à la pression du pus , se détruit, se perce d'un ou de plusieurs trous ; un dépôt se pronouce sous la peau qui se rompt enfin si on ne l'incise bientôt. Une fistule en est le dernier résultat ; tôt ou tard quelques autres l'accompaguent, si elle n'est point suffisante pour l'écoulement de la suppuration amassée dans cette énorme cavité. Ces ouvertures fistuleuses plus ou moins éloignées les unes des autres ne se cicatrisent jamais , tant que le corps étranger intérieur n'est pas extrait, ou tant qu'il n'est pas totalement absorbé, si son peu d'épaisseur le rend susceptible de l'être par les vaisseaux lymphatiques.

XXXI. Tel est l'état dans lequel se trou- voient les pièces pathologiques qu'on obser-

voit dans les cabinets de Ruysch , de Cheselden , de Morand , de David et de beaucoup de chirurgiens. En traversant ces ouvertures , ces fistules, on pénétroit chez le
vivant dans une cavité d'une grande étendue,
le stilet permettoit de découvrir un corps
mobile , étranger, et les pièces desséchées
et conservées avec soin , le laissoient voir
très-distinctement. C'est aussi d'après l'inspection de ces dernières qu'on a commencé
à soupçonner quels devoient être les moyens
les plus convenables pour l'extraction de ce
corps étranger ; on s'est décidé en faveur
de quelques-uns d'eux ; l'application a été si
heureuse , qu'on a bientôt rejetté très-loin
l'idée de toute imputation des membres en
circonstance pareille. En effet, il ne s'agissoit
que d'agrandir ces fistules , de les faire
communiquer les unes avec les autres, pourvu
qu'elles ne fussent pas trop éloignées; d'appliquer très-près les unes des autres des cou-
ronnes de trépan si le cas l'exigeoit ; enfin ,
il n'étoit besoin que d'exciser assez pour
qu'on pût saisir sans peine le corps étranger
et en faire l'extraction. On doit bien penser
qu'une opération semblable est toujours pénible , quelquefois très - laborieuse ; mais le

bien assuré, qu'elle ne manque pas d'apporter, a décidé de la préférence qu'on lui a aussitôt accordée depuis peu d'années. Cette seconde espèce de nécrose est absolument la même que celle dont le célèbre David nous a donné une excellente description, à la réserve que ce grand praticien a beaucoup erré sur l'exposition théorique qu'il en a faite.

XXXII. Le séquestre enlevé présente les détails suivans : La surface extérieure, celle qui étoit la plus voisine du périoste, celle qui étoit continue jadis avec la portion corticale encore vivante de l'os, est inégale, rugueuse et burinée, ce qui est absolument l'opposé de ce que j'ai dit plus haut ; puisque j'ai annoncé que dans les nécroses superficielles, tout l'extérieur étoit lisse et d'un poli ordinaire et commun aux autres os. La surface profonde ou médullaire, est telle qu'on la voit dans son état naturel ; quoique long-temps baignée par le pus, elle n'a éprouvé aucune altération, ce qui est encore le contraire de la surface profonde du séquestre d'une nécrose superficielle, surface qui est aussi irrégulière que si elle avoit été rongée par les insectes. En sorte que ces deux caractères différens suffisent pour faire connaître à l'instant à quelle espèce de nécrose apparatenoit le séquestre, tel qu'il soit, que chacun peut avoir sous les yeux. Comme il est facile de s'en convaincre, je ne suis l'esclave d'aucune idée favorite, je ne suis entraîné par aucune conjecture séduisante; je fais parler les faits , ce sont eux qui décident la question.

XXXIII. J'ai dit et je répète, que dans cette circonstance, comme dans la première, l'os n'est point mort dans toute son épaisseur; que depuis le canal médullaire dont la substance autrefois contenue a été détruite par une inflammation vive , la vitalité est nulle , jusqu'au point où les vaisseaux qui viennent du périoste , ne peuvent plus suffire pour l'ordre nécessaire des fonctions. C'est dans cet endroit où les capillaires ne sont plus d'aucun secours, puisqu'ils n'ont plus aucune assistance de la part des artères capillaires sanguines qui viennent de la membrane médullaire ; c'est dans cet endroit, dis-je, que doit se faire la séparation de ce qui est sain, d'avec ce qui est essentiellement mort. C'est de ce point précisément, jusqu'au périoste non décollé, que l'os contigu, ou une portion se tuméfie, prend une

consistance

consistance molle , spongieuse , facile à se briser , et bien différente de celle qui existe dans l'état de santé : tout se développe avec une énergie nouvelle, acquiert d'énormes dimensions , et forme bientôt une cavité beaucoup plus grande que le corps contenu. Dès-lors s'opère insensiblement la mobilité du corps mort qui finit par être isolé et complettement détaché de toutes parts. La surface extérieure de ce fragment extrait , doit paroître rugueuse pour deux raisons. La première est celle-ci. L'action des vaisseaux absorbans , leurs fonctions ont acquis une activité prodigieuse dans le tissu vivant et excessivement développé , ils ont concouru de tous leurs moyens à la destruction , à la démolition , j'ose dire enfin , à opérer la mobilité du corps inerte , qui étoit contenu et qui ne pouvoit rester plus long-temps sans causer le plus grand dommage. La seconde raison est tirée de la texture celluleuse et réticulaire des os , quelque serrée , quelque compacte qu'elle soit. En effet, la surface extérieure et rugueuse du séquestre est comme dessinée par des traits qui n'ont point de direction parallèle. Ce sont des lignes grossières qui se portent en différens

T

sens, qui se rencontrent à angles, tantôt très-obtus, tantôt très-aigus, et forment ainsi un assemblage de petits réseaux plus ou moins rapprochés les uns des autres. Il ne peut pas en être autrement, quand de l'épaisseur d'un corps dont la texture est réticulaire, il s'en détache une portion d'une épaisseur indéterminée. Les vaisseaux lymphatiques concourent aussi à cette inégalité de surface, en absorbant tout ce qu'ils peuvent de la surface du corps étranger avec lequel ils sont en contact immédiat.

XXXIV. Je n'ai pas besoin d'insister sur la nature du pus, qui est assez connue aujourd'hui ; je n'ai pas à prouver qu'il n'a aucune action sur les os, puisque cela me paroît tout-à-fait démontré. Mais ce qu'il importe beaucoup de faire observer, c'est cette uniformité constante des surfaces d'un séquestre de quelqu'espèce de nécrose qu'il provienne. Dans celle qui est la suite de la destruction du périoste, la surface extérieure contiguë à cette membrane se conserve lisse, unie, quelque soit le temps que dure le traitement. Celle qui, dans la seconde espèce, regarde la membrane médullaire reste également dans le même état, n'éprouve aucune altération , la maladie dût-elle durer des années; en sorte que les inégalités que présente chaque surface opposée dans ces deux affections distinctes , répondent constamment à un point de l'épaisseur de l'os où cette séparation a lieu immédiatement. Dans l'un et l'autre cas, c'est dans le tissu même de l'os que se font les séparations nécessaires ; que tout ce qui est frappé de mort s'isole comme corps étranger de tout ce qui conserve encore la vie. Voilà de ces vérités incontestables que l'on eût proclamées depuis long-temps , si l'esprit de prévention n'avoit pas constamment dominé dans les expériences physiologiques qu'on a tentées en grand nombre, et dans l'application des résultats qu'on a faite à la pratique. Il est donc clair comme le jour, que le périoste décollé ne s'ossifie point dans aucune dénudation d'os, et que cette membrane ne concourt en rien à la confection de cette gaîne osseuse qui entoure un séquestre dans les nécroses profondes.

XXXV. Dans cette dernière espèce d'affection, on a un grand exemple de ce que peuvent les parties saines contre une portion d'elles-mêmes , frappée de mort , gan-

grenée ou nécrosée. Dans une nécrose superficielle, suite d'un coup, d'une chute qui a
détruit violemment le périoste, la vie cesse
dans tout ce qui est privé de son enveloppe
naturelle ; elle cesse jusqu'à une certaine
profondeur, en s'approchant du canal médullaire ; l'os n'est jamais mort en totalité.
Ainsi, ce qui reçoit la vie des vaisseaux
transmis par la membrane médullaire, et
des surfaces les plus voisines encore recouvertes extérieurement de leur enveloppe
naturelle, se gonfle prodigieusement, forme
une exostose dont le volume n'est pas constant, et qui diminue insensiblement lorsque
la séparation de cette partie devenue corps
étranger est terminée. Ce développement
extraordinaire a lieu profondément dans l'intérieur de l'os. Dans la seconde espèce de
nécrose, au contraire, la partie morte étant
étroitement embrassée par celle qui est saine ;
celle-ci qui reçoit encore la vie de tous les
vaisseaux que lui transmet le périoste, se
distend, se boursouffle de la même manière ;
tandis que le corps étranger contenu, ne
change que très-peu de volume qui diminue
insensiblement par l'action qu'ont les lymphatiques sur lui ; il finit par se trouver

mobile dans une immense cavité d'où il est besoin que l'art le retire, parce que les efforts de la nature séroient long-temps impuissans, et qu'on ne pourroit temporiser, sans grand préjudice pour la vie du malade.

XXXVI. Le tissu compacte d'un os long est aussi exposé aux inflammations que la peau, les muscles, etc., etc; il se gonfle de même, se distend et parvient à un volume tel qu'on auroit peine à le concevoir si on n'en avoit sous les yeux des exemples très-multipliés. Ce changement d'état ne s'observe jamais sans un autre bien marqué dans la consistance. Toute compacité disparoît dans le point enflammé, tout prend un aspect spongieux, et devient singulièrement poreux. La densité diminue également ; en sorte que tel os qui pouvoit à peine être cassé, brisé, devient mou, pliant : la sensibilité qui, dans l'état de santé est nulle, devient exquise ; en sorte que le membre peut à peine supporter l'impression de la main la plus légère, la pésanteur de l'appareil le plus simple. Il faut beaucoup de temps pour que tous ces phénomènes soient entièrement manifestes, et on en sent assez la raison, puisque personne n'ignore que la vitalité est beaucoup moins active dans le tissu des os que dans celui des parties molles. En un mot , les effets de l'inflammation sur ces organes durs sont si étonnans , que la plus petite portion , la pointe d'os la plus déliée , si elle est compacte , peut se métamorphoser en un corps spongieux d'un volume indicible. C'est par la seule connoissance de ce phénomène particulier que j'explique comment , dans les plus grandes fractures avec énorme perte de substance , la consolidation a lieu avec le temps. Il s'en faut beaucoup que je rapporte tout à une régénération d'os ; mais bien à cette extension merveilleuse dont sont susceptibles les bouts des fragmens , les pointes qui les dépassent. On voit dans l'ouvrage de Weidmann , qu'un filon osseux gros comme le tuyau d'une plume à écrire a suffi pour rendre la solidité à un os long , qui avoit perdu plus des trois-quarts de sa substance compacte , dans son milieu.

XXXVII. Le phosphate calcaire étant un corps absolument inorganique , le produit d'une sécrétion alternativement déposé et absorbé , il n'éprouve aucun changement par lui-même dans le cas dont il s'agit; tout se passe dans le tissu parenchymateux, qu'on sait être celluleux, vasculaire, et parfaitement organisé. Il est précisément l'organe immédiat sur lequel l'inflammation agit ; c'est lui qui subit tous les changemens que j'ai observés. A mesure qu'il se tuméfie , les molécules calcaires perdent de leur force de cohésion ; il ne s'en fait plus aucune sécrétion , attendu qu'il existe un changement marqué dans les fonctions des artères capillaires. Dès-lors , il ne faut donc plus s'étonner si les os perdent de leur consistance dure et solide , et si par la suite ils se carnifient , qu'on me passe cette expression. Ces changemens étant particuliers à tout ce qui conserve la vie, on reconnoît sans peine la cause première de la mobilité d'un séquestre qui reste le même et qui devient un corps étranger, dur, solide , contenu dans un autre plus mou , beaucoup moins consistant. Plus les molécules calcaires perdent de leur force de cohésion , moins elles résistent aux lymphatiques qui s'en emparent sans cesse ; en un mot, presque tout ce qui est inorganique est absorbé, dans un temps encore où on ne reconnoît aucune suppuration , et à une époque de la maladie où l'action des artères capillaires est si énergique , qu'il ne se fait de sécrétion d'aucune espèce. Cette opération, comme on le voit, se passe donc dans le tissu celluleux, vasculaire, ou parenchymateux de la portion d'os compacte encore douée de la vie.

XXXVIII. Les connoissances anatomiques actuelles démontrent, à n'en pas douter, que la totalité d'un os ne peut point être nécrosée, soit que le périoste soit détruit, ou que la membrane médullaire tombe en suppuration, pourvu que ces deux circonstances ne se rencontrent pas dans le même instant. Il existe réellement deux modes de circulation capillaire dans le tissu des os longs. Un appareil de vaisseaux est soutenu par le périoste, et un autre par la membrane médullaire : le premier est la terminaison de tout le système artériel propre au périoste, dont les ramifications capillaires, après avoir formé sur cette membrane un réseau très-remarquable, se perdent dans la portion du tissu parenchymateux de l'os qu'ils pénètrent immédiatement, et exécutent jusqu'à une certaine profondeur les fonctions qui leur sont propres. Le second appareil est particulier à la membrane médullaire, il est fourni par les grosses artères nourricières qui pénètrent par les trous et les conduits qui portent ce même nom ; il vient aussi des extrémités spongieuses des os. Ces artères , car je parle principalement d'elles , se rendent par des points différens dans l'intérieur de l'os , se rencontrent , s'anastomosent et forment par leur réunion un appareil réticulaire sur l'enveloppe de la moelle , pénètrent dans cette partie de l'os à laquelle elles sont adossées , se subdivisent encore et s'anastomosent de nouveau avec celles qui viennent du périoste , et qui, comme elles , se perdent dans le tissu de l'os auquel elles donnent la vie. Voilà ce qu'enseigne l'anatomie , voilà ce que confirment les observations de pratique. Par cette organisation vasculaire, on explique très-bien la manière d'être de chaque espèce de nécrose dont j'ai eu soin de parler.

XXXIX. Telles sont les armes dont je me sers pour combattre toutes les théories reçues. J'ai fait mes observations-pratiques avec le plus grand soin, sans cependant oser affirmer que j'ai bien vu. Néanmoins , je m'aperçois, que ces désordres du tissu des os se lient davantage avec les phénomènes généraux des maladies du même genre auxquelles sont sujettes les parties molles. Mes explications , les développemens que je donne partent d'un même point, ils tiennent aux mêmes raisons. Il n'y a rien de forcé, tout semble naturel, et je me flatterais d'avoir rencontré juste, si j'osais avoir trop de confiance dans mes travaux. C'est aux chirurgiens instruits à me juger lorsqu'ils auront confirmé, à la lettre, ce que j'ai vu et ce que j'ai exposé. Je ne pense pas m'être écarté en rien de la vérité : d'autant moins encore que je me suis plus attaché aux faits que j'ai fait parler, qu'à des suppositions gratuites dont j'ai toujours eu soin de m'affranchir.

XL. A présent, on peut espérer revenir avec avantage sur les fameuses expériences de Troja. Maintenant, je puis me demander, qu'a fait ce physiologiste ? En détruisant tout ce que contenoit le canal médullaire, il n'a fait que nécroser cette portion de surface enveloppée d'une membrane. L'inflammation et la supuration, suites d'une tentative aussi cruelle, n'ont pu qu'augmenter le mal. Qu'est-il résulté ? la mort dans une portion de l'épaisseur de la paroi du canal, et dans une certaine étendue de sa longueur. Qu'a fait alors la nature pour réparer un aussi grand désordre ? Elle est servi de la portion corticale du même os encore recouverte de son périoste , et par cela même , doué de la vie , pour effectuer la séparation , l'isolement de cette partie de lui-même frappée de mort ; c'est ce reste d'épaisseur encore sain qui s'est enflammé , qui a perdu par son développement la régularité de sa surface , et qui a présenté cette série nombreuse de phénomènes que j'ai cru devoir exposer avec beaucoup de détails ; c'est ce reste qui est dégénéré en une gaine osseuse d'où l'on retiroit les séquestres plus ou moins longs , qu'on a cru être l'os entier , et qui n'en étoient réellement qu'une partie. Leur surface extérieure n'étoit point celle d'un os du squelette ; loin d'être unie, lisse , elle étoit rugueuse, inégale , telle que je l'ai toujours vue ainsi, et j'ai suffisamment démontré qui avoit produit ces inégalités , ces aspérités , et par quel mécanisme naturel elles s'étoient formées. C'est donc là ce qui nous reste de tant de faits qu'on regardoit comme irrécusables pour convaincre les plus incrédules de l'ossification du périoste en pareil cas ; et ce sont précisément ces faits dont je m'empare pour prouver tout le contraire.

XLI. Si les pathologistes eussent rapporté la teinte alternativement rouge et blanche que présentent les os des animaux nourris alternativement avec la garance ou leurs ali-mens ordinaires, à la sécrétion, et à l'absorp-tion qui se fait sans interruption du phos-phate calcaire, ils n'auroient pas reconnu dans le périoste des propriétés qu'il n'a pas; s'ils eussent bien observé, et sans être pré-venus, tout ce qui se passe dans les expé-riences de Troja, s'ils eussent tout comparé avec les phénomènes généraux des maladies; certes, le périoste n'eût pas encore eu tant de privilèges, et ils auroient prononcé avec plus de réserve sur les véritables usages de cette membrane, usages qu'aucun physiolo-giste n'ose encore préciser aujourd'hui. Du moins, est-il bien constant, que dans ces nécroses profondes, le périoste loin de dé-générer en une gaine osseuse, n'éprouve aucun changement dans sa texture; c'est avec peine qu'on lui reconnoît plus d'épais-seur que dans l'état sain; et si on en dis-tingue réellement une plus grande, ce n'est que, lorsque beaucoup distendu il est vive-ment irrité, il s'enflamme et commence à être lui-même effecté d'un genre de maladie tou-jours relatif à son mode d'organisation.

XLII. Je conserve dans mon cabinet une

véritable nécrose, telle que la conçoivent les chirurgiens; j'ai eu soin aussi de ne pas enlever le périoste, pour en donner l'entière description, telle que chaque curieux puisse la confronter avec de semblables pièces, dont il est possesseur. C'est avec regret que, dans une infinité de cabinets, j'ai vu de ces nécroses sans périoste; que je détruisois aussi par la macération dans les premières préparations que j'ai faites. Mais avec le temps, quoique convaincu de l'inutilité de cette enveloppe pour la production des gaines osseuses, j'ai cru important d'ajouter à ma collection une dernière preuve de non ossification, en ménageant par sa dessiccation une membrane qui ne m'offre aucun caractère particulier. En effet, de toutes parts elle adhère, comme dans l'état naturel, aux surfaces de l'os qui restent sans aspérités, et qui ont conservé leur poli ; aussi le détache-t-on plus facilement dans ces endroits que partout ailleurs. Son appareil fibreux, son épaisseur, n'ont varié en rien de ce qu'ils sont ordinairement. Dans les points où la surface extérieure de ce tibia est devenue spongieuse, elle présente un plus gros volume; ce périoste est soulevé, plus tendu et dans l'état de dessiccation, il est aussi adhérent que dans les autres endroits. Je fais remarquer cependant que dans les os que l'on prépare, il n'en est pas ainsi; que cette membrane se détache sans peine, et que ses adhérences internes avec les os semblent être constamment en rapport avec leur densité. Aussi est-il bien certain qu'il est plus étroitement uni à ce qui est compacte qu'au tissu spongieux, quel que soit le lieu où le corps de l'os s'est développé pour former cette gaine osseuse dans laquelle le séquestre est contenu. Cette membrane fait si peu partie de lui que, malgré sa dessiccation, on la sépare sans peine, et que le tissu spongieux de l'os paroît recouvert d'une légère couche de substance compacte, semblable à celle qui est particulière au corps des vertèbres, aux os du tarse et du carpe. Devroit-il en être ainsi dans les cas où une régénération osseuse auroit lieu dans le périoste?

XLIII. A part les faits pathologiques qui décident complettement la question, les remarques anatomiques ne donnent donc aucun indice d'ossification nouvelle tout nous prouve donc l'erreur de Troja et des physiologistes qui ont adopté ses fausses opinions ; en sorte qu'il n'est plus possible de conserver sur la théorie générale des nécroses les idées reçues jusqu'à ce jour, et professées dans nos écoles. Nous sommes obligés de revenir à des explications plus simples, plus conformes aux lois de la nature, dont la marche est toujours franche, uniforme et invariable. Si dans ces cas, le périoste s'ossifioit, pourquoi n'en seroit-il pas de même dans les affections semblables du tissu des os spongieux ? Car on ne peut se dissimuler que ceux-ci sont également affectés parfois de nécrose ; et cependant on ne voit jamais un tel phénomène. Je termine cette discussion relative au périoste ; elle est beaucoup trop longue et plus que suffisante pour prouver qu'il ne s'ossifie jamais dans les circonstances dont il s'agit.

XLIV. J'ai dit plus haut que cette gaine osseuse qui contient le séquestre étoit formée par le développement inouï de la substance corticale et compacte. Cette proposition est d'autant plus facile à prouver, que toute pièce pathologique du même genre offre des caractères absolument semblables dans tous les points. En effet, dans un os long nécrosé dans une partie de son étendue, on

rencontre toujours un point , soit en haut ,
soit en bas , selon le siége de la nécrose ,
qui ne présente aucune altération, dont les
formes ne sont point changées , et se conservent les mêmes que dans l'état de santé.
C'est de cette portion intacte qu'il faut pro-
mener ses regards , que l'on dirige ensuite
vers le centre de la maladie. On commence
à apercevoir de très-loin un changement
d'état dans la surface saine ; elle cesse peu à
peu d'être lisse ; son poli est remplacé par
des lignes verticales , peu saillantes d'abord ,
puis plus prononcées à mesure qu'on appro-
che de plus près l'endroit affecté ; ces lignes
sont parallèles à l'axe de l'os. A peine les
aperçoit-on que leur texture paroît être une
éponge recouverte d'une légère couche compacte semblable à celle qui est particulière
aux os spongieux. Ces lignes nouvellement
prononcées , ont peu d'épaisseur , et en les
détruisant avec le scalpel, le tissu spongieux
qui les forme est plus apparent , et bientôt
on découvre cet appareil compacte, dense
et serré que le tranchant de l'instrument
attaque avec beaucoup de difficulté. Ce premier aperçu prouve à l'évidence, que c'est,
desuite , la surface extérieure immédiatement

recouverte

recouverte par le périoste, qui s'amollit par son changement de texture qui apparoît d'abord celluleuse, réticulaire et spongieuse; c'est aussi dans ces points que le périoste est bien reconnu pour ne participer en rien à ce changement d'état, puisque rien n'est plus facile que de le détacher sans porter la plus légère atteinte à la texture intime de l'os.

XLV. Si j'abandonne l'origine de ces lignes verticales où j'aperçois déjà que les diamètres du corps de l'os sont augmentés, si j'avance davantage vers le centre de la maladie, la régularité de ces mêmes lignes échappe bientôt à mes yeux. Loin d'être tenues, déliées, elles sont grossières, très multipliées, d'une longueur indéterminée; j'en aperçois de toutes les espèces; elles se rapprochent sous des angles très-aigus et forment un appareil réticulaire bien prononcé, qui détruit à lui seul toute idée que l'on pourroit avoir de l'organisation lamellée de la diaphyse des os longs. Bientôt ce n'est plus qu'une masse informe, d'une configuration très-irrégulière parvenue au *maximum* de développement. Je trouve cette gaine osseuse dont on parle; dans son centre est l'os mort qu'on touche avec le stilet, ou qu'on aperçoit dans le squelette, à l'aide des ouvertures fistuleuses qui se sont formées dans les endroits les moins épais, et qui ont le plus souffert des effets de l'inflammation. Ce volume excessif d'un os précédemment compacte et devenu spongieux, ne fait qu'un même corps avec cette portion inférieure ou supérieure, restée intacte et conservant des formes accoutumées; nulle part on ne voit un os sur-ajouté, comme cela ne manqueroit pas d'arriver, si le périoste se formoit; enfin, on ne découvre rien de ce que des praticiens ont écrit et dit exister. Les résultats des expériences de Troja ont été mal aperçus, mal raisonnés; parce que, d'après elles, rien n'a moins été prouvé que l'ossification du périoste. On a pris pour telle la portion corticale de l'os qui s'est gonflée dans toute la partie de son épaisseur qui recevoit la vie des vaisseaux transmis par le périoste, qui a formé cet étui sur lequel on a tant discuté, et dont on a si peu connu l'organisation véritable.

XLVI. Les hommes qui savent observer, et dont le mérite est généralement reconnu, confirmeront ces faits que je donne pour certains et pour constans. Quoique cette doctrine, que je crois nouvelle en France, ne soit point étrangère à quelques-uns, j'ai cru nécessaire de la publier, sans pour cela présumer être le premier qui l'ai bien possédée. Les praticiens très-occupés n'écrivent pas toujours, et leurs observations sont perdues pour nous ; mais ils sont accoutumés à bien voir quand ils ont un jugement sain, et le plus grand tort qu'ils font à la science, est de ne pas propager leurs lumières. On en doit accuser le peu de temps qui leur reste, et qui ne leur permet pas d'entreprendre aucune étude de cabinet. C'est aussi dans le fort de mes occupations, comme chirurgien de première classe aux armées, que je me suis attaché particulièrement à l'étude des maladies des os, que j'ai eues à soigner en grand nombre. J'ai profité des circonstances favorables dans lesquelles j'étois assez heureux de me trouver, pour éclaircir mes doutes sur plusieurs phénomènes qui leur sont relatifs. C'étoit déjà avec une certaine connoissance de cause que je m'étois permis de douter de la vérité de quelques explications reçues dans les écoles, et consignées dans les livres de l'art. Je me contentai donc de recueillir des observations-pratiques, de les multiplier, autant que possible , réservant à des temps de loisir le soin de les méditer et de confirmer tout ce que j'avois pu prévoir autrefois. J'ai beaucoup à me féliciter du parti que j'ai pris, des peines que je me suis données, et je compte avoir complettement rempli la tâche que je m'étois imposée.

XLVII. Je crois avoir suffisamment réfuté les idées de ces ennemis cruels de la chirurgie , qui ne jugent de leur mérite personnel que par les postes éminens qu'ils ont occupés et qu'ils déshonorent encore ; qui oublient qu'ils ne sont que des machines recouvertes d'une peau d'âne, sonores lorsqu'on les bat un peu fortement , et qu'ils sont une preuve du peu de discernement avec lequel on leur distribue les grâces et les honneurs , dont ils sont absolument indignes. Ces Vandales veulent-ils d'autres preuves contraires à leur doctrine ? je leur en donnerai une dernière non moins concluante que celle que je viens d'exposer ; et, ce qui ne m'étonneroit pas , s'ils avoient la mauvaise foi de nier ce que j'ai avancé comme fondé, je pense qu'ils ne refuseront pas à se rendre à la vérité de ce qui me reste à leur dire.

XLVIII. Si le périoste s'ossifie réellement,

la portion morte de l'os qu'il renferme par la suite doit être de toute l'épaisseur du corps auquel elle appartenoit, depuis la surface médullaire jusqu'à celle qui est plus extérieure. Rien n'est plus facile que de voir qu'il n'en est pas ainsi. Je possède plusieurs pièces divisées, dans lesquelles toute la paroi médullaire est à découvert. J'y vois que la nécrose bien, circonscrite, et qui composeroit le séquestre, si l'os étoit entier, est à peine de la moitié de l'épaisseur répondante au canal médullaire, siège primitif de la maladie ; que ce séquestre est encore adhérent en partie à l'autre moitié de l'épaisseur répondante au périoste, à cette partie saine qui s'est développée dans l'ordre que j'ai décrit, et qui formeroit essentiellement cette gaine, cet étui osseux prétendu dont on ne fait que parler. Dans d'autres pièces semblables, ce séquestre est presque totalement détaché ; en sorte que l'on peut se convaincre que dans le courant de la maladie, la surface médullaire est restée la même, tandis que celle qui étoit continue avec l'autre moitié développée à l'excès, est rugueuse, inégale, par cet effet de l'action qu'avoit sur elle tout ce qui étoit sain, tout ce qui l'environnoit. C'est également sur le milieu d'un tibia droit dont la partie antérieure est enlevée, que je recueille cette dernière observation. Je n'y vois rien qui me prouve que le périoste se soit ossifié ; tout me démontre au contraire que ce qui forme une partie de la gaine conservée est le produit de l'évolution spontanée des parties saines dans lequel le corps mort étoit incrusté. L'inspection seule de cette pièce feroit connoître au premier coup-d'œil le mode d'être des nécroses, et confirmeroit cette sentence de Tertullien, qui a dit depuis long-temps, *breviùs iter per exempla quàm per præcepta*. D'après cela, je suis donc fondé à inviter les étudians de confronter mes descriptions avec les pièces pathologiques qui se trouvent dans les cabinets.

XLIX. Quand il s'agit de faits, rien n'est variable, que la manière de les observer et de les étudier. Leurs caractères, leurs phénomènes sont les mêmes ; les descriptions exactes qu'on en donne doivent se rapporter, de quelque part qu'elles viennent. Ainsi, les exemples que j'ai sous les yeux ne doivent point faire exception à la règle générale ; ils doivent s'accorder avec tous ceux

qui me sont étrangers ; ils sont fort ordinaires et des plus communs ; ils n'offrent aucune espèce d'anomalie sur laquelle je puisse
me retrancher , et il ne me resteroit aucune
ressource pour me défendre , dans le cas où,
par des faits contradictoirement observés , je
serois convaincu de n'avoir point raisonné
d'après la vérité. Aussi je n'attacherai donc aucun prix aux objections qui n'auront pour base
que des vues théoriques , et je ferai mon
possible pour profiter de celles qu'on me
fera d'après la pratique même dont je me
suis étayé. J'ai vu de mes propres yeux ce
que j'ai énoncé; j'ai donné mes soins particuliers aux malades qui ont fait le sujet de
mes remarques ; je n'ai eu d'autre guide que
ma propre expérience , qui a dirigé les traitemens que j'ai jugé les mieux convenir;
enfin, c'est à elle seule que je rapporte mes
résultats invariables ; et quiconque infirmera
mes opinions, ne sera pas moins utile à
l'art, dont les progrès seuls excitent mon
zèle, que j'ai cherché à l'être. Quel qu'en soit
le succès, la discussion qui pourroit s'élever,
ne pourroit que servir utilement la science,
sans nuire en rien à ceux qui la cultivent
par des moyens opposés.

L. Je vois que l'importance de mon sujet m'emporte au-delà des bornes que je m'étois prescrites; cependant je ne puis ne pas traiter d'une troisième espèce de nécrose qui prouve une assertion vraie que j'ai émise plus haut. J'ai dit quelque part que la destruction du périoste n'entraînoit pas la perte totale d'un os dans son épaisseur, quand la membrane médullaire restoit intacte; j'ai suffisamment démontré aussi que la fonte putride de cette dernière enveloppe, ne nécrosoit pas non plus en entier un os long, lorsque le périoste n'avoit éprouvé aucun tort. Outre les preuves tirées de la pathologie, je n'ai point omis celles que fournissent les connoissances anatomiques. et sur-tout le mode de circulation capillaire sanguine que j'ai avancé se faire d'une part, à l'aide des artérioles, qui, du périoste, pénètrent dans le tissu de l'os, et de l'autre, par le moyen de semblables vaisseaux qui, de la membrane médullaire, se dirigent vers un même point, dans l'intérieur de la substance du même corps. La vérité de ces assertions multipliées n'est point équivoque dans des cas connus des praticiens, et qu'on n'est pas toujours le maître d'éviter, quelque dextérité, quelqu'intelligence qu'on apporte dans l'exécution de certaines opérations.

LI. Je veux parler des saillies qui suivent de près certaines amputations des membres. Si le bout de l'os prononcé au-delà de la surface du moignon n'est point dénudé, si la substance médullaire est saine, la cicatrice sera longue à se former, eu égard au défaut de la peau, du tissu cellulaire et des autres parties molles. Néanmoins toute la surface du périoste se couvrira de caroncules charnues et vésiculaires, et ce ne sera qu'après un long espace de temps que la cicatrice sera achevée; encore sera-t-elle mince, délicate, susceptible de s'excorier au plus léger frottement. Au moins, quoique tardive, la guérison aura lieu, un moignon conique en sera le résultat inévitable, et une cause permanente d'incommodités pour le malheureux mutilé. Par l'effet de l'inflammation, de la suppuration abondante, d'une pourriture d'hôpital, ce périoste est-il détruit, l'os saillant présente-t-il sa surface extérieure à nu, quand tout l'appareil médullaire reste sain ? on a un exemple bien marqué d'une nécrose superficielle et partielle. Qu'arrive-t il ? tôt ou tard, en raison des forces du sujet, ou de la vitalité particulière des surfaces à découvert, tout ce qui est dénudé se détachera par écailles grandes ou petites, larges ou étroites, les parties subjacentes douées de la vie, en raison de l'intégrité de la membrane médullaire, se développeront, deviendront celluleuses, charnues, fougueuses, et présenteront un moignon difforme, pour ne pas dire hideux. Des exfoliations se feront sans cesse, les forces s'épuiseront et le malade est exposé à périr plusieurs mois après son opération. S'il résiste, si la cicatrice se fait, il aura acheté, au grand risque de sa vie, un moignon conique qui le gênera toujours. Aussi, pour éviter tous ces dangers, la résection des os étoit-elle indiquée et pratiquée par les chirurgiens de la plus grande autorité.

LII. On a au contraire une nécrose partielle et profonde, lorsque le périoste étant sain, l'appareil médullaire du bout de l'os saillant est détruit par une fonte putride, le plus souvent provoquée par des pansemens peu méthodiques. Une partie de l'épaisseur de cette saillie, celle qui est en rapport avec le périoste, se développe prodigieusement, tandis que l'autre n'éprouve aucun changement. Celle-ci finit par être mobile, par tomber spontanément après un laps de temps qu'on ne peut prévoir , et se présenter sous la forme d'un séquestre qui a tous les caractères extérieurs dont j'ai fait mention dans ce travail, et dans le Mémoire que j'ai publié parmi ceux de la Société médicale , et qui traite des saillies des os après les amputations des membres. Cette dernière circonstance a les plus grands rapports avec les expériences de Troja ; c'est celle qui peut leur être plus particulièrement comparée , sans que jamais j'aie pu me convaincre de l'ossification du périoste : que dois-je penser de tout ce qu'on a professé d'après ce physiologiste ? Assurément , s'il étoit un cas où la théorie devoit concorder avec l'observation faite de tous les temps avant moi , il n'y en avoit point de plus favorable que celui que je retrace ici. C'est précisément cette remarque toujours constante pour moi qui m'a affermi dans mon opinion , et qui me décide à ne plus adopter celle reçue dans toutes les écoles publiques.

LIII. Il est donc impossible de ne pas admettre une *nécrose partielle* , que l'on peut diviser en *superficielle* et en *profonde*. La

première variété comprendra toutes les dénudations des os , de quelque cause qu'elles
proviennent, et quelque part qu'elles se trouvent. Les os du crâne, ceux de la face, tous
les os spongieux n'en sont pas plus exempts
que les os longs. On les observe à la suite
des coups, des chutes ; d'autres fois elles
sont l'effet d'un fluide amassé sous le périoste : le plus ordinairement , elles consti-
tuent une affection purement locale; comme
aussi on les voit compliquées, ou l'effet d'autres maladies générales. Elles peuvent exister
après des maladies longues , après des ex-
ruptions cutanées qui ont été suivies de dépôts critiques ; je les ai rencontrées avec le
scorbut , le vice vénérien , dont elles for-
maient plutôt un symptôme, et je n'ai pas
hésité à les appeler nécroses *scorbutiques* ,
ou *vénériennes* , etc. La seconde variété qui
comprend les *nécroses profondes* , semble-
roit n'appartenir qu'aux os longs ; mais on la
rencontre également dans ceux du crâne,
lors de la dénudation de la surface céré-
brale adhérente à la dure-mère ; on les observe, sur les côtés, tapissées par la plèvre,
dans l'intérieur même de ces os dont la
substance spongieuse forme la plus grande

partie. Alors que de ressemblance avec les *pædarthrocace* de Marc-Aurele Séverin, avec les *spina ventosa* de Rhazès, d'Albucasis, de Pandolphin et de presque tous les pathologistes! Que de raisons puissantes pour réformer ce langage barbare et à peu près vide de sens! Lorsque je traiterai de chaque nécrose en détail, je ne négligerai rien pour fixer les dénominations que je croirai les plus justes et les plus expressives.

LIV. La seconde division des *nécroses* est celle qui comprend l'affection complette de toute l'épaisseur d'un os. Ainsi, pour qu'elle ait lieu, il est absolument nécessaire qu'un os ou simplement une partie, n'ait plus aucun rapport avec toutes les membranes qui transmettent les vaisseaux artériels et capillaires dans son intérieur. Ainsi la destruction du périoste, celle de la membrane médullaire ne peuvent point exister, sans que toute l'épaisseur de l'os correspondante, ne soit frappée de mort. Tout ce qui est nécrosé dans ce cas, l'est dans toute son épaisseur et doit se détacher par les procédés ordinaires de la nature ; mais sans présenter, toutefois, ces phénomènes que j'ai décrits plus haut. Une gaine osseuse ne se formera plus , et le séquestre se détachera avec le temps. La pièce d'os exfoliée aisse après elle un vide assez considérable qui se remplit de bourgeons charnus , auxquels succède une cicatrice constamment infoncée ou déprimée. Quand on ne pourroit pas s'appuyer de l'autorité d'Hippocrate sur la non régénération des parties détruites ou tombées en gangrène , le seul caractère d'une cicatrice semblable le prouvera. Joignez à cela que la portion morte de l'os ne change point de forme , qu'elle conserve ses dimensions , ses propriétés physiques qui n'auront rien de commun avec tout ce que nous avons remarqué jusqu'ici ; en un mot, rien ne sera plus facile que de la distinguer des autres espèces , avec lesquelles on diroit qu'elle n'a aucun rapport.

LV. Quand cette nécrose a son siège sur un os long , elle peut ne comprendre qu'une partie de ce qu'on appelle improprement le cylindre , ou bien tout le contour à la fois. Son étendue varie ou s'observe de deux à quatre travers de doigt , de toute la longueur de la substance compacte , de manière à se terminer dans les extrémités spongieuses de ce même os. Pendant le cours de la maladie , tout ce qui est frappé de mort et qui doit composer le séquestre, est étranger à l'action des forces vitales qui existe entièrement dans ce qui est sain. Il est rare de voir ces affections survenir spontanément, car elles supposeraient un malade dans l'état le plus fâcheux, le plus désespéré. Il n'y a que la gangrène des parties molles qui puisse détruire le périoste, le propager dans le tissu de l'os, après avoir existé dans l'appareil médullaire en même temps qu'elle ravageoit tout l'extérieur. Les gangrènes sèches en offrent sur-tout des exemples terribles : c'est aussi dans ce cas que j'ai vu Desault faire des amputations qui ne consistoient que dans la simple section des os. Des ulcères du plus mauvais caractère, avec suppurations abondantes entretenues par l'état cachectique du malade, donnent aussi de semblables résultats, et laissent peu d'espoir au chirurgien de rétablir la santé, même en remplissant le plus judicieusement toutes les indications qui s'offrent spontanément à lui.

LVI. Une forte contusion de l'os, avec ou sans fracture, suffit pour provoquer une inflammation qui entraîne avec elle la fonte putride, et du périoste et de la membrane médullaire. Ceux qui ont pratiqué la chirurgie dans les hôpitaux militaires des armées actives, ont soigné un grand nombre de soldats qui n'avoient point d'autre maladie; et on peut assurer qu'on la rencontroit plus particulièrement sur les os des jambes qu'ailleurs, du moins c'est sur ces parties que j'ai recueilli le plus grand nombre de mes observations. Combien de fois n'ai-je pas trouvé de balles applaties, collées contre les os, ou coupées en deux par l'angle saillant des tibia? La commotion vive qui s'imprimoit dans le tissu de l'os, celle qui se propageoit dans tout ce que le canal médullaire contenoit, suffisoit, je pense, pour causer les accidens les plus graves : aussi une inflammation vive, une suppuration abondante en étoient constamment la suite ; et j'ai vu un grand nombre de fois les parties molles ulcérées se cicatriser, et les malades se croire guéris, marcher même. Plus d'une fois j'ai partagé leur erreur. Quel n'a pas été mon étonnement dans ces temps où mon expérience étoit encore très-bornée, lorsque j'ai vu ces malades se plaindre bientôt de nouvelles douleurs, être pris d'érysipèle dans l'endroit même de leur ancienne blessure.

leurs

leurs cicatrices se rouvrir et me laisser voir
une surface osseuse lisse , d'un blanc mat
qui annonçoit bien une mort locale. Dès-lors ,
une marche régulière étoit suivie , et ces
accidens consécutifs ne cessoient que quand
toute exfoliation étoit faite ; lorsqu'on ne
devoit plus en attendre aucune.

LVII. Bientôt je m'aperçus que mon erreur provenoit de ce que je n'avois pas assez
apprécié la différence de vitalité entre les
parties molles et celles qui sont dures : en
effet, le tissu des os est beaucoup plus long
à s'enflammer, une escarre qui lui appar-
tient exige plus de temps pour son isolement ,
que celle de la peau, du tissu cellulaire ; et
pendant que ce travail s'opéroit profondément et avec lenteur , il étoit tout naturel de
croire que les parties molles avoient déjà
parcouru leurs périodes et étoient parvenues
au point où elles se cicatrisent. Depuis , j'ai
souvent fait cette même remarque. Quelque
certain que je fusse de la mort d'une partie
de l'os , je ne me suis jamais opposé à la
confection de la cicatrice de la peau , bien
persuadé que tôt ou tard elle s'enflamme-
roit, se détruiroit, lorsque l'exfoliation seroit
sur le point de se faire. Je ne me suis plus

trompé dans mes présomptions , et mon attente n'a pas été vaine ; car j'ai eu la satisfaction de ne point tourmenter les malades, en suivant ce précepte qui veut que la cicatrice extérieure soit empêchée jusqu'à isolement parfait de toutes les portions d'os qui doivent se détacher.

LVIII. On ne peut se dissimuler que la maladie est d'autant plus grave , et son issue d'autant moins rassurante, que la portion d'os frappée de mort, qui doit se détacher, est plus considérable et plus volumineuse. Je suppose une longueur de quatre travers de doigts ; et de tout le corps de l'os. Si c'est à la jambe, le péroné peut rester sain , et lorsque le séquestre du tibia est enlevé , les deux bouts éloignés de cet os peuvent, avec le temps , se rencontrer à l'aide de l'expansion du *tissu* parenchymateux dont le développement est inoui , se consolider , se réunir au péroné, et fournir un appui solide à un membre qu'on est d'autant plus flatté de voir conservé, que durant le traitement on a dû hésiter plusieurs fois , si on ne pratiqueroit pas une amputation qui n'offroit d'autre ressource pour sauver le blessé. La durée de la maladie , la considération des accidens présens , de ceux qui menacent, celle des forces, de la constitution du sujet, portent à prendre souvent ce parti extrême , et font juger comme pernicieux le temps qui se perd à temporiser. Aussi le praticien éclairé ne peut-il donner aucun précepte sûr sur ce point ; dans ce cas , il se livre de confiance aux événemens, il attend tant qu'il peut , il guérit quelquefois sans opération ; tandis que dans d'autres cas semblables , sous les rapports locaux, il ne peut se dispenser d'amputer. Je pense que la soustraction du membre est de toute nécessité , quand les deux os qui le composent sont complettement nécrosés dans une certaine longueur de trois à quatre travers de doigt, quelque satisfaisante que soit toute la masse charnue qui l'environne ; car les os ne se régénérant pas , on ne peut point espérer une expansion suffisante du tissu parenchymateux des bouts respectifs, pour que ceux-ci puissent se toucher , se confondre et se durcir selon les lois de l'organisation , et quelque raccourci que soit le membre par la suite.

LIX. Jusqu'à présent je n'ai considéré que ce qui avoit trait à la nécrose complette d'une étendue indéterminée de ce qu'on appelle le cylindre d'un os long. Je fixerai encore l'attention sur ce qui se passe aux os du crâne, en circonstance pareille. Il n'est personne qui n'ait vu dans les armées des soldats dont un pariétal, un coronal étoient dénudés par une balle qui, sans rien fracturer, avoit détruit la peau ou le cuir chevelu. Eh bien ! j'ai vu ces plaies extérieures se cicatriser pendant un certain temps, puis les malades se croire guéris. Je me suis encore laissé tromper sur ce point, et je croyois le traitement d'autant plus parfait, que jamais je n'avois observé le plus léger accident. Cependant, tout à coup, des céphalalgies violentes se sont fait sentir, la cicatrice que je croyois durable s'est tuméfiée, s'est ulcérée et la surface de l'os s'est présentée telle que je l'avois apperçue autrefois. Les accidens n'ont entièrement cessé que quand les circonstances m'ont permis d'extraire de larges portions de toute l'épaisseur du crâne et de découvrir la dure-mère, dont les battemens étoient sensibles. J'ai fait plusieurs observations du même genre, et elles font la base d'un Mémoire terminé depuis long-temps, et qui a pour titre : *De la Nécrose des os du Crâne*, etc. Dans ces deux cas de nécroses complettes , il faut souvent six , huit mois et même plusieurs années avant qu'on puisse compter sur une véritable guérison.

LX. J'aurois encore à parler des mêmes affections relatives aux côtes , aux vertèbres et aux os du bassin : je m'en dispense , puisque je m'en suis occupé dans autant d'articles particuliers. Mais je reviens à ces nécroses qui n'appartiennent qu'à une partie de la circonférence d'un os long , telles qu'on les rencontre après un coup de feu à la jambe. Quelque part qu'il soit porté , l'endroit de l'os qui l'a reçu est souvent contus et frappé de mort jusqu'au canal médullaire. S'il n'y a point de fracture avec éclat , il y a presque toujours des fêlures longitudinales ; de manière que ce qui doit , avec le temps , composer le séquestre , tient encore à ce qui est sain, dont un jour il se séparera ; cet état n'empêche point le soldat nouvellement blessé de marcher, et de parcourir à pied un assez long espace de chemin avant de se rendre à l'hôpital le plus voisin ; et le chirurgien instruit de toutes ces circonstances , prend souvent pour simple , une lésion dont les suites ne sont pas sans danger. Mon expérience m'a encore appris que cet état ne devoit pas être

envisagé avec autant de légéreté. En effet,
les accidens les plus graves surviennent,
l'inflammation est vive, les douleurs sont
atroces, l'engorgement prodigieux, et lorsqu'il s'opère une détente, la suppuration est
fort abondante ; enfin, on voit toutes les
surfaces à découvert. Quand, comme je le
dirai en traitant isolément de ces espèces de
nécroses, toutes les exfoliations sont termi-
nées, les séquestres extraits sont de toute
l'épaisseur médullaire. On distingue sans peine
la surface propre à ce canal, et celle qui touchoit le périoste. Il n'y a que le contour jadis
en rapport avec les parties saines, qui soit
aminci, dentelé et comme rongé ; effet de
l'action dévorante des lymphatiques, et du
mode de séparation opéré par la vitalité propre à ce qui étoit resté sain.

LXI. Lorsque ces fragmens de toute l'é-
paisseur de la paroi du canal sont extraits,
la substance médullaire paroît à découvert,
dégénérée en caroncules celluleuses, vésiculaires, assez nombreuses, jointes à celles qui
proviennent et du tissu parenchymateux
des portions saines du corps restant de l'os,
et de toutes les parties molles qui l'environnent immédiatement. Au lieu d'un état aussi

favorable de la moelle , j'ai vu cette substance tombée en suppuration , et laisser dans
le fond de la plaie un vide formé par la
paroi du canal médullaire dont on voyoit
la surface à nu , et dont il falloit attendre
l'exfoliation qui se faisoit toujours fort tard ,
et de la même manière que dans les autres
nécroses *partielles* et *profondes* dont il a
été fait mention. Dans ce cas , comme dans
les autres , le praticien qui avoit égard à
l'état constitutionnel du blessé , qui ne per-
doit pas de vue les dangers auxquels expose
un long séjour dans de tels hôpitaux militaires , trop souvent encombrés et mal tenus ,
ne négligeoit aucun des moyens diététiques
qui étoient en son pouvoir, pour écarter les
fièvres pernicieuses , ou pour les combattre
avantageusement lorsqu'elles existoient. Il
ne faut jamais ignorer que ces affections
graves tuent plus de malades , que les effets
de la blessure , telle que celle dont il s'agit,
dont le traitement est toujours fort long , et
qui prolonge beaucoup trop le séjour dans
des lieux aussi infects.

LXII. Quiconque a bien observé dans
des circonstances semblables , celui qui a
dirigé des traitemens de cette nature , est

bien convaincu qu'aucun nouvel os ne prend la place, ne supplée tout ce qui s'est exfolié; il auroit peine à concevoir comment le périoste auroit pu se métamorphoser ainsi, puisqu'il ne l'a jamais aperçu dans le cours du traitement; puisque cette membrane étoit détruite assez loin, par l'effet de sa lésion primitive, ou par sa fonte putride, qui a succédé à l'inflammation vive dont il a été pris consécutivement. C'est encore une preuve nouvelle à ajouter à celles en grand nombre qui contredisent avec raison l'opiniou des physiologistes et de quelques chirurgiens qui soutiennent avec autant d'opiniâtreté que peu de fondement, l'ossification de cette enveloppe commune des os. Ici tout obéit à une loi générale, et il n'est aucun cas où le périoste devienne un os; toutes les exfoliations nécessaires se font de la même manière que j'ai exposée dans plusieurs endroits de ce Mémoire; tout est l'effet de l'action augmentée de ce qui conserve la vie, sur ce qui faisoit partie de lui-même, et qui est devenu corps étranger par une cause quelconque. Il en est des os malades, comme de la peau, des muscles, du tissu cellulaire, etc., dans

des circonstances relatives. De toutes parts
la nature n'a qu'une seule et même marche ;
ses efforts ne sont point variés, non plus
que ses moyens, et on la voit tendre au
même but en employant le temps nécessaire dont la brièveté ou la durée sont
constamment à rapporter à la texture des
parties qui ne sont jamais ni ne peuvent
être d'une égale densité.

LXIII. Quelle que soit la cause qui les
produise, les saillies des os qui succèdent
aux amputations des membres, nous donnent
encore un exemple de nécroses profondes
qui existent toutes les fois que la destruction du périoste est jointe à celle de tout
l'appareil médullaire ; cet état est aussi une
preuve du double mode de circulation qui
se fait dans l'intérieur des os. J'en dirai
tout autant de ces saillies qui se remarquent
nécessairement lorsqu'un membre a été em-
porté par le boulet. Je ne crois pas nécessaire d'entrer dans aucune discussion relative à ces deux circonstances différentes ;
j'en ai parlé avec assez d'étendue dans deux
mémoires que l'on peut consulter parmi ceux
de la société médicale d'émulation. Je ne
les rappelle que parce qu'ils appartiennent

exclusivement au genre de maladie que je traite pour l'instant. Ce sont de véritables nécroses qui tiennent leur place parmi celles que j'appelle complettes ou de la totalité de l'épaisseur de l'os ; c'est encore là que viennent se ranger ces légères proéminences des os sur la surface d'un moignon dont l'état est d'ailleurs satisfaisant ; ces dernières se détachent complettement et donnent une virolle osseuse, une espèce d'anneau qui comprend toute l'épaisseur et le contour entier du canal osseux.

LXIV. La chute de toutes ces saillies exige un espace de temps si long, qu'on a prétendu autrefois que la résection étoit le seul moyen d'abréger le traitement. J'ai combattu cette idée avec assez d'avantage, et je suis plus convaincu que jamais de l'inutilité de cette seconde opération ; dans tous les cas qu'il soit possible de supposer, elle est douloureuse par elle-même, et ne doit pas être répétée sans danger, puisqu'il faut presque toujours retrancher des parties molles, et souvent faire de nouvelles ligatures des gros vaisseaux. Je ne l'ai jamais pratiquée, malgré les occasions fréquentes qui se sont présentées ; et à la chute de ces

bouts d'os , j'ai toujours eu la satisfaction
d'obtenir des moignons fort réguliers; pour
cela , je n'avois besoin que de détruire peu
à peu les adhérences que le périoste pouvoit avoir en certains endroits plus ou moins
éloignés de la surface du moignon. A chaque
pansement je ne négligeois rien pour que
toute la dénudation de l'os saillant parvînt
tôt ou tard au niveau des parties molles.
Dès-lors , quelque long que fût le bout
d'os nécrosé, j'attendois , trois, quatre et
même cinq mois, sur-tout si c'étoit au fémur,
et je finissois par obtenir ce séquestre et un
moignon bien conformé. Il faut en convenir,
je ne fis pas de suite cette application à ces
cas qui suivent les amputations. Je me rap-
pelois ce qui s'étoit passé sous mes yeux,
lors de ces saillies qui arrivent aux os des
membres emportés ; il me souvenoit que
traitant des malades à une époque où rien
ne m'engageoit à amputer, les saillies des
os avoient disparu avec le temps et avec
toute la régularité que l'art pouvoit desirer.
J'en trouvai les raisons dans l'état réciproque du périoste et de la membrane médullaire, détruit à une même hauteur ; dès-
lors je crus devoir produire la même cir-

constance dans ces saillies qui succèdent aux amputations, et je fus assez heureux pour réussir.

LXV. Tels furent les résultats de mes premières observations ; telle fut l'application immédiate que j'en fis aux saillies des os par suite d'amputations. Les séquestres que j'obtenois, me présentoient tout le volume de l'os à découvert, sans la moindre altération des surfaces ; l'un des bouts étoit régulier, s'il avoit été scié précédemment ; il étoit au contraire inégal, en pointe, si la rupture avec éclat avoit été faite par un boulet ou tout autre corps poussé par la poudre à canon. Il n'en étoit pas ainsi de l'extrémité qui répondoit au moignon ; celle-là étoit amincie, inégale, dentelée, et le plus souvent taillée en biseau, aux dépens de la couche corticale, sur-tout si la destruction de la membrane médullaire se portoit plus haut que celle du périoste. On conçoit aisément pourquoi il en étoit ainsi, quand on se rappelle ce qui a été dit relativement à la séparation des nécroses partielles, superficielles ou profondes ; de même on n'a pas oublié par quel mécanisme le bout alongé de l'os saillant sur la surface du moignon, tomboit avec régularité quand les surfaces internes et externes étoient en parfaite harmonie ; je ne répéterai point non plus ce qui se passe dans la portion d'os sain qui compose le moignon ; rien n'est plus connu à présent : dès-lors toute redite seroit désormais absolument inutile, puisque l'on n'ignore plus par quel effort intérieur , toute partie saine se débarrasse d'une portion de soi-même frappée de mort , et dont l'isolement est d'une indispensable nécessité.

LXVI. Il existe des cas où d'une nécrose partielle et superficielle, il est urgent d'en faire une totale ; c'est encore lorsqu'il s'agit de ces saillies dans lesquelles la surface extérieure de l'os est dénudée, lorsque l'appareil médullaire est sain. Si dans cet état, tout étoit abandonné aux effets de la nature, non-seulement il en résulteroit une maladie très-longue , mais encore lors de la guérison, le moignon seroit conique et par conséquent fort incommode. Il est au pouvoir du chirurgien d'obvier à ces inconvéniens , en mettant en pratique les préceptes que j'ai déjà fait connoître, et dont l'application est suivie des plus grands avantages ; il ne s'agit que de porter un point d'irritation sur la substance médullaire, de la faire tomber en suppuration jusqu'à l'endroit nécessaire, pour que le canal médullaire soit dénudé à la hauteur de sa surface extérieure. On aura ainsi une nécrose de toute l'épaisseur de l'extrémité saillante de l'os, dont la chute sera régulière. Etoit-il possible de faire une application plus juste des expériences de Troja? Tel est le grand bien qu'elles peuvent procurer; et il faut convenir qu'on a jusqu'ici perdu beaucoup de temps en discussions, en discours, en raisonnemens spécieux, avant qu'elles aient été réduites à leur juste valeur. Sous ce rapport l'art doit ses progrès aux travaux immortels des illustres professurs *Scarpa* et *Volpi*. Je me féliciterai toujours de leur rapporter ce qu'ils m'ont enseigné sur ce point, et mes succès toutes les fois que j'ai tenté les mêmes expériences, dans les occasions très-multipliées qui se sont présentées à moi, lorsque j'exerçois la chirurgie dans les hôpitaux militaires de l'armée d'Italie.

LXVII. En entreprenant ce travail, je n'avois d'autre but que de communiquer

mes idées générales sur la théorie des nécroses ; je n'ai jamais eu l'intention d'en exposer le traitement, dont j'ai déjà dit un
mot dans les mémoires que j'ai publiés et
qu'on peut consulter. Qu'il me suffise pour
l'instant d'avoir démontré, d'après les connoissances anatomiques, physiologiques et
pathologiques, combien étoit fausse et erro-
née l'opinion qu'on s'étoit formée sur le
mode d'être de ces maladies. Je n'ose me
flatter d'aucun succès, tout en me persuadant qu'il n'est plus possible d'envisager,
sous un autre rapport les faits généraux que
j'ai détaillés. Encore est-il vrai que j'aurai
prouvé que cette affection très-distincte du
tissu osseux, doit tenir une place fort étendue
dans un traité complet de maladie des os ,
puisqu'elle peut se rencontrer dans toutes
les parties du squelette, loin de se borner
aux os des membres. Il restera également
constant, que les dénudations, quelque part
qu'elles se trouvent, sont de véritables nécroses, et non des caries , selon l'assentiment
des auteurs et des praticiens. Cette remarque
est d'autant plus importante, que dans aucun cas , le traitement de l'un est applicable

à l'autre ; aussi ai-je senti combien il est nécessaire de fixer les idées sur les ulcères ca-
rieux des os, dans un Mémoire particulier,
consigné parmi ceux qui composent le sixième volume de la Société médicale d'émulation.

F I N.

TABLE.

FIN DE LA TABLE.

MÉMOIRES
DE
PHYSIOLOGIE
ET DE
CHIRURGIE-
PRATIQUE,
Par SCARPA,
et par
LEVEILLÉ.